医学核心课程思维导图学习指导丛书

病理生理学思维导图学习指导

第 2 版

主　　编　张　颖[1]　龚　敏　冯　蕊

副 主 编　张　颖[2]　李　飞　陈　静

编　　委　（以姓氏笔画为序）

马家庆（昆明医科大学）　　　　王　茜（昆明医科大学）

毛榕榕（昆明医科大学）　　　　冯　蕊（昆明医科大学）

刘　跃（昆明医科大学）　　　　李　凡（云南大学）

李　飞（昆明医科大学）　　　　李　霞（昆明医科大学）

张　丽（昆明医科大学）　　　　张　颖[1]（昆明医科大学）

张　颖[2]（昆明医科大学海源学院）　张川菀（昆明医科大学）

陈　静（昆明医科大学）　　　　龚　敏（昆明医科大学）

梁纹鑫（昆明医科大学海源学院）　谭　恒（昆明医科大学）

科 学 出 版 社

北 京

内 容 简 介

本书共有 14 章，主要包括疾病概论、疾病病理过程和器官病理生理学等涵盖病理生理学重点讲述的内容。

本书以病理生理学理论教材为基准，按照教材主要内容编写了学习要求与主要内容、章节知识点思维导图和复习思考题，帮助学习者对章节内容进行梳理和总结，同时课后练习可供学习者对本章节内容进行学习效果自我检测。

复习思考题共分为三部分：选择题、判断题和问答题。其中选择题包括：A1 型题、A2 型题、B 型题和多项选择题。各部分习题均附有参考答案及解析。

本书可供临床医学等医学类专业的本科生学习使用，也可作为住院医师培训、执业医师资格考试、临床医生和研究生考试的参考书。

图书在版编目（CIP）数据

病理生理学思维导图学习指导 / 张颖[1]，龚敏，冯蕊主编 . —2 版 . —北京：科学出版社，2022.8

（医学核心课程思维导图学习指导丛书）

ISBN 978-7-03-072102-0

Ⅰ . ①病… Ⅱ . ①张… ②龚… ③冯… Ⅲ . ①病理生理学－医学院校－教学参考资料 Ⅳ . ① R363

中国版本图书馆 CIP 数据核字（2022）第 064454 号

责任编辑：李　植 / 责任校对：宁辉彩
责任印制：赵　博 / 封面设计：陈　敬

科 学 出 版 社 出版

北京东黄城根北街 16 号
邮政编码：100717
http://www.sciencep.com

三河市骏杰印刷有限公司印刷
科学出版社发行　各地新华书店经销

*

2018 年 1 月第　一　版　开本：787×1092　1/16
2022 年 8 月第　二　版　印张：8 1/2
2025 年 1 月第十一次印刷　字数：217 000

定价：36.00 元
（如有印装质量问题，我社负责调换）

前　言

　　本书为病理生理学辅导用书，突出了实用性、创新性、高阶性，注重学习者临床思维培养，利用思维导图的模式整合病理生理学各章节内容，帮助学习者加深对病理生理学的理解。同时新增大量 A2 型题，以案例为题干，创设情境，帮助学习者将基础与临床相互联系，提高学习挑战度。本书共有 14 章，每章均包括章节思维导图和课后练习，在第一版的基础上增加了大量 A2 型题，帮助读者对章节内容进行整理和总结，同时课后练习供学习者对本章节内容进行复习。

　　本书由多名长期从事病理生理学一线教学工作且有临床工作经验的教师参与编写，他们在临床与教学中积累了丰富的经验，对病理生理学教材内容具有较强的整合能力，利用思维导图的思考方式将病理生理学内容进行重构，同时用案例将知识点具体化，以期能帮助学生建立临床思维能力，同时提高学生应试水平。

　　本书在第一版的基础上将思维导图进行优化，不仅改变了以往一个知识点一个逻辑图的方式，而且注重各知识点之间的逻辑关系，更好地促进学习者搭建完整的医学知识框架，学会从多个角度对同一问题进行分析和判断。同时也第一次增加了大量的 A2 型题，以期让学习者在理论联系临床的过程中体会病理生理学桥梁学科的特点。

　　本书可供临床医学等医学类专业的本科生学习使用，也可作为住院医师培训、执业医师资格考试、临床医生和研究生考试的参考书。

　　由于水平有限，书稿不妥之处在所难免，敬请使用本教材的师生指正。

编　者

2021 年 12 月

目　　录

第一章 绪 论

一、学习要求与主要内容

（一）目的要求

A. 知识目标 能够识记病理生理学（病生）、基本病理过程的定义，描述病理生理学研究任务与目标。

B. 技能目标 能够区别疾病与病理过程的差异。

C. 情感、态度和价值观目标 通过对健康中国战略实施意义、学科地位与任务的学习，认识疾病机制研究对临床诊疗的重要性，增强职业认同感及责任感。

（二）主要内容

1. 基本概念 病理生理学、基本病理过程、各系统病理生理学。

2. 病理生理学的基本任务 研究疾病发生发展规律与机制，为疾病的防治提供理论和实验依据。

3. 学科性质 病理生理学在基础与临床各学科间起承前启后的作用，它是一门沟通基础医学与临床医学的桥梁学科。

二、章节知识点思维导图

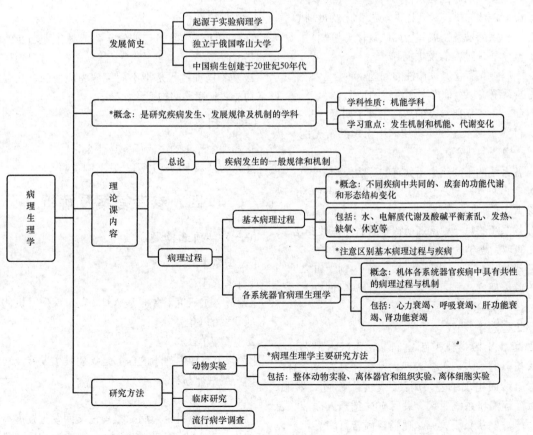

三、复习思考题

（一）单项选择题

【A1 型题】

1. 病理生理学是研究
A. 正常人体生命活动规律的科学
B. 正常人体形态结构的科学
C. 患病机体生命活动规律的科学
D. 患病机体形态结构变化的科学
E. 疾病的表现及治疗的科学

2. 病理生理学的主要任务是研究
A. 致病因素的种类及作用方式
B. 疾病时机体的代偿方式及其调节
C. 疾病时细胞的形态结构变化
D. 疾病发生发展和转归的规律
E. 疾病的症状和体征

3. 疾病概论主要论述的是
A. 疾病发生的原因与条件
B. 患病机体的机能、代谢的动态变化及机制
C. 某种疾病发生发展和转归的规律与机制
D. 基本病理过程的发生机制
E. 疾病中具有普遍规律性的问题

4. 各系统病理生理学主要讲述的是
A. 每一种疾病所涉及的病理生理学问题
B. 机体重要系统在不同疾病中出现的常见的、共同的病理生理变化
C. 各系统的不同疾病所共有的致病因素
D. 在多种疾病过程中出现的共同的、成套的病理变化
E. 各系统的每一种疾病所特有的病理生理变化

5. 病理生理学的理论来源于
A. 动物实验
B. 分子生物学研究
C. 临床研究
D. 流行病学调查
E. 体外实验

【A2 型题】

6. 某市自 1988 年 3 月 14 日起，市区出现大批症状相似的病人，主要表现为发热、乏力等全身症状，继而出现纳差、厌油、恶心、呕吐、腹胀、腹泻等消化系统症状。最后 90% 的病人尿液颜色加深，皮肤黏膜黄染，血清谷丙转氨酶异常。以青壮年发病为主，未见性别差异。针对该病例可以采取病理生理学何种研究方法以明确疾病发生的原因？

A. 动物实验
B. 分子生物学研究
C. 临床研究
D. 流行病学调查
E. 体外实验

【B 型题】

A. 病理生理学任务
B. 病理生理学各论
C. 病理生理学研究的对象
D. 病理生理学总论
E. 基本病理过程

7. 心力衰竭属于
8. 疾病概论属于
9. 酸碱平衡紊乱属于

（二）多项选择题

1. 下述哪项不属于基本病理过程
A. 肺炎
B. 休克
C. 缺氧
D. 疟疾
E. 水肿

（三）判断题

1. 病理生理学是一门研究正常人体生理功能的学科。（　　）
2. 基本病理过程是指不同疾病中成套的、共同的功能、代谢和结构变化。（　　）

（四）问答题

1. 病理生理学的主要任务是什么？
2. 什么是基本病理过程？试举例说明。

四、参考答案及解析

（一）单项选择题

【A 型题】

1. ［答案］C
［题解］①研究对象是病人；②发生疾病时机体机能代谢的变化。

2. ［答案］D
［题解］病理生理学的任务是疾病发生发展及转归的一般规律与机制。

3. ［答案］E
［题解］主要讨论疾病的概念，疾病发生发展中的普遍规律，即病因和疾病的一般规律，为正确理解和掌握具体疾病的特殊规律打下基础。

4. ［答案］B

[题解] 主要论述体内几个主要系统的某些疾病在发生、发展过程中可能出现一些常见而共同的病理过程，临床上称为综合征（syndrome）。如心力衰竭、呼吸衰竭、肝及肾功能衰竭等。

5. [答案] A

[题解] 病理生理学的理论来源于动物实验。

【A2 型题】

6. [答案] D

[题解] 流行病学调查主要用于描述疾病与健康状态的分布特点，探讨疾病的病因和影响因素。

【B 型题】

7. [答案] B

[题解] 心力衰竭是循环系统疾病发生、发展过程中具有共性的病理过程，属于病理生理学各论。

8. [答案] D

[题解] 疾病概论讲述疾病发生发展转归的基本机制，属于病理生理学总论。

9. [答案] E

[题解] 酸碱平衡紊乱是可在多种器官、系统疾病中出现的共同的、成套的功能代谢变化，属于基本病理过程。

（二）多项选择题

1. [答案] AD

[题解] 休克、缺氧、水肿属病理过程。肺炎是由肺炎球菌引起的肺的炎症性疾病。疟疾是由疟原虫引起的寄生虫病。

（三）判断题

1. [答案] ×

[题解] 病理生理学是一门研究疾病发生、发展过程中功能和代谢改变的规律和机制的学科。

2. [答案] √

[题解] 基本病理过程是指不同疾病中成套的、共同的功能、代谢和结构变化。

（四）问答题

1. [答题要点] ①研究疾病发生、发展的一般规律与机制，包括病因学、发病学和疾病的转归。②研究患病机体功能、代谢变化和发生机制。

2. [答题要点] 又称病理过程。

（李 飞 梁纹鑫）

第二章 疾病概论

一、学习要求与主要内容

（一）目的要求

A. 知识目标

1. 能够解释健康、疾病、病因、诱因、脑死亡等概念。

2. 能够判断常见疾病的主要病因，列出脑死亡的判定标准。

3. 通过举例并解释疾病发生发展的一般规律。

B. 技能目标 能够联系病例解释疾病发生发展的一般规律；能够绘制疾病发生发展与转归的思维导图。

C. 情感、态度和价值观目标 形成初步的疾病发生发展的辩证观及科学观，提高医学生的责任感与职业认同感。

（二）主要内容

1. 基本概念 健康与疾病、病因学与发病学、死亡与脑死亡。

2. 疾病发生的原因。

3. 疾病发生的条件。

4. 原因和条件的辩证关系。

5. 疾病发生发展的一般规律。

（1）自稳调节紊乱规律。

（2）损伤与抗损伤规律。

（3）因果转化规律。

（4）局部与整体的统一规律。

6. 疾病发生发展的基本机制。

（1）神经机制。

（2）体液机制。

（3）细胞机制。

（4）分子机制。

7. 疾病的转归。

（1）康复：包括完全康复和不完全康复。

（2）死亡：传统死亡概念与脑死亡概念，脑死亡的判定标准。

二、章节知识点思维导图

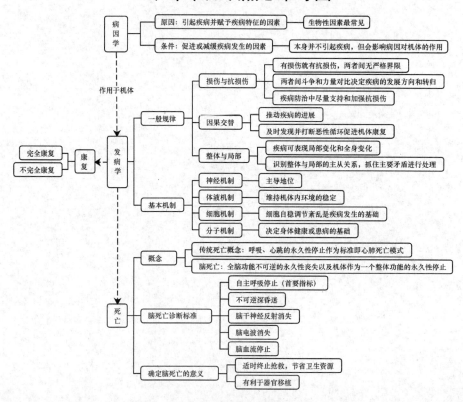

三、复习思考题

（一）单项选择题

【A1 型题】

1. 疾病的概念是指

A. 在致病因子的作用下，躯体上、精神上及社会上的不良状态

B. 在致病因子的作用下出现的共同的、成套的功能、代谢和结构的变化

C. 在病因作用下，因机体自稳调节紊乱而发生的异常生命活动过程

D. 机体与外界环境间的协调发生障碍的异常生命活动

E. 生命活动中的表现形式，体内各种功能活动进行性下降的过程

2. 关于疾病原因的概念下列哪项是正确的

A. 引起疾病发生的致病因素

B. 引起疾病发生的体内因素

C. 引起疾病发生的体外因素

D. 引起疾病发生的体内外因素

E. 引起疾病并决定疾病特异性的特定因素

3. 下列对疾病条件的叙述哪一项是错误的

A. 条件是左右疾病对机体的影响因素

B. 条件是疾病发生必不可少的因素

C. 条件是影响疾病发生的各种体内外因素

D. 某些条件可以促进疾病的发生

E. 某些条件可以延缓疾病的发生

4. 死亡的概念是指

A. 心跳停止 B. 呼吸停止

C. 各种反射消失

D. 机体作为一个整体的功能永久性停止

E. 体内所有细胞解体死亡

5. 下列哪项是诊断脑死亡的首要指标

A. 瞳孔散大或固定

B. 脑电波消失，呈平直线

C. 自主呼吸停止 D. 脑干神经反射消失

E. 不可逆性深昏迷

【A2 型题】

6. 27 岁男性，体检各项指标正常，可判断为

A. 健康状况良好 B. 疾病

C. 亚健康状态 D. 亚疾病状态

E. 身体健康状况良好

7. 21 岁女性，因车祸颅脑损伤入院，7 天后处于

深昏迷状态，判断该患者是否发生脑死亡的标准不包括

A. 心跳停止 B. 自主呼吸停止

C. 脑干神经反射消失

D. 不可逆昏迷和大脑无反应性

E. 瞳孔散大固定

【B 型题】

A. 遗传性因素 B. 免疫性因素

C. 生物性因素 D. 营养性因素

E. 先天性因素

8. 白化病的致病因素属于

9. 法洛四联症的致病因素属于

10. 溃疡性结肠炎的致病因素属于

11. 疟疾的致病因素属于

A. 风疹 B. 系统性红斑狼疮

C. 支气管哮喘 D. 艾滋病

E. 甲型血友病

12. 属于自身免疫性疾病的是

13. 属免疫缺陷性疾病的是

14. 属遗传性疾病的是

（二）多项选择题

1. 下列哪些有关病因学的叙述是正确的

A. 任何疾病都有病因

B. 有病因存在就一定会发病

C. 条件本身不能直接引起疾病

D. 疾病和条件的划分是相对的

E. 能够促进疾病发生的条件是诱因

2. 肥胖、运动过少、吸烟、糖尿病和高血压是动脉粥样硬化的

A. 条件 B. 原因

C. 诱因 D. 危险因素

E. 发生机制

3. 抗损伤作用包括

A. 防御 B. 适应

C. 代偿 D. 再生

E. 以上均不是

（三）判断题

1. 疾病发生、发展中原因与条件是相对的。（ ）

2. 肝炎病毒是病毒性肝炎的条件，而不洁饮食是其原因。（ ）

3. 损伤与抗损伤之间有着严格的界限，无法相互转化。（ ）

（四）问答题

1. 简述脑死亡的诊断标准？

2. 某作业工人在电力操作中不慎触电，约 10 分钟后被人发现，立即给予人工呼吸、胸外按压等紧急抢救措施，15 分钟后心跳和自主呼吸均未恢复，对外界刺激不发生任何反应，出现瞳孔散大，对光反射消失。该工人是否已死亡？请说明理由。

四、参考答案及解析

（一）单项选择题

【A1 型题】

1.［答案］C

［题解］疾病是机体在一定条件下，病因损害作用→机体→机体自稳调节紊乱→异常生命活动过程。

2.［答案］E

［题解］疾病发生的原因简称病因，又称致病因素。是指作用于机体的众多因素中，能引起疾病并赋予该疾病特征的因素。

3.［答案］B

［题解］疾病发生的条件是指那些能够影响疾病发生的各种体内、外因素。它们本身不引起疾病，但可以促进或阻碍疾病的发生，如营养、过劳等。

4.［答案］D

［题解］目前一般认为死亡是指机体作为一个整体的功能永久性停止，但并不意味着各器官组织同时均死亡，其标志是脑死亡。

5.［答案］C

［题解］脑干是心跳呼吸的中枢，脑干死亡以心跳呼吸停止为标准，但心肌有自律性，脑干死亡后的一段时间还有微弱的心跳，而呼吸必须用人工呼吸机维持，因此把自主呼吸停止作为临床脑死亡的首要指标。

【A2 型题】

6.［答案］E

［题解］体检各项指标正常只能说明身体健康状况良好，健康不仅是没有疾病，而且是身体、精神和社会适应上处于完好状态。

7.［答案］A

［题解］脑死亡判断依据包括：呼吸停止，特别是自主呼吸停止；不可逆性深昏迷；脑干神经反射消失；瞳孔散大或固定；脑电波消失；脑血液循环停止。不包括心跳停止。

【B 型题】

8.［答案］A

［题解］白化病的患者则是由于机体中缺少一种酶——酪氨酸酶，患者体内的黑色素细胞不能在酪氨酸酶的作用下最终生成黑色素。机体中控制酪氨酸酶的基因位于第 11 号常染色体上，因此在遗传的方式上白化病是属于常染色体上的隐性遗传。

9.［答案］E

［题解］先天性心脏病与妇女怀孕期患风疹有关。

10.［答案］B

［题解］溃疡性结肠炎的病因和发病机制尚未完全明确。有人发现某些侵犯肠壁的病原体和人结肠上皮细胞的蛋白质之间有共同的抗原性，从而推论患者的结肠黏膜经病原体重复感染后可能诱导体内产生对于自身上皮具有杀伤作用的抗体、免疫复合物或免疫淋巴细胞。

11.［答案］C

［题解］疟疾是由疟原虫经按蚊叮咬传播的寄生虫病。

12.［答案］B

［题解］系统性红斑狼疮是一种多发于年轻女性的累及多脏器的自身免疫性炎症性结缔组织病，属于自身免疫性疾病。

13.［答案］D

［题解］艾滋病是人类免疫缺陷病毒（HIV）选择性感染 $CD4^+$ T 淋巴细胞，引起免疫功能严重缺损导致的疾病，属于免疫缺陷性疾病。

14.［答案］E

［题解］甲型血友病是性连锁隐性遗传性疾病。

（二）多项选择题

1.［答案］ACDE

［题解］病因是作用于机体的众多因素中，能引起疾病并赋予该病特征的因素。病因在一定条件下发挥致病作用。

2.［答案］ABCD

［题解］肥胖、运动过少、吸烟、糖尿病和高血压既是动脉粥样硬化的条件、原因，又是动脉粥样硬化的危险因素。以上这些因素都是动脉粥样硬化的危险因素，都与动脉粥样硬化发生有关。这些因素可能是动脉粥样硬化的原因或条件，也可能是促其发生的诱因。

3. [答案] ABCD

[题解] 抗损伤是机体的防御机制，又是机体的代偿适应反应。

（三）判断题

1. [答案] √

[题解] 疾病发生、发展中原因与条件是相对的。对于不同的疾病，同一因素可以是某种疾病的原因，而是另一种疾病的条件。

2. [答案] ×

[题解] 肝炎病毒是病毒性肝炎的原因，而不洁饮食是其条件。

3. [答案] ×

[题解] 损伤与抗损伤之间没有严格的界限，可以相互转化。

（四）问答题

1. [答题要点] ①呼吸停止，特别是自主呼吸停止；②不可逆性深昏迷；③脑干神经反射消失；④瞳孔散大或固定；⑤脑电波消失；⑥脑血液循环停止。

2. [答题要点] 该工人已发生脑死亡。因为其在被发现之前已有大约10分钟的完全缺氧时间，而大脑在缺氧5～6分钟后即可出现不可逆性损伤。且经15分钟抢救，心跳、自主呼吸均未恢复，对外界刺激不发生任何反应，出现瞳孔散大，对光反射消失，所以该工人已处于脑死亡。

（李 飞 梁纹鑫）

第三章 水、电解质代谢紊乱

一、学习要求与主要内容

（一）目的要求

A. 知识目标

1. 能够描述高渗性脱水、低渗性脱水、等渗性脱水、水肿、水中毒、高钾血症、低钾血症、反常性酸性尿、反常性碱性尿的概念。

2. 比较高渗性脱水、低渗性脱水和等渗性脱水的原因及对机体的影响，说明水肿的发生机制。

3. 辨别高钾血症、低钾血症的原因及对机体的影响。

B. 技能目标

1. 能够结合病例判断脱水的类型并分析脱水的原因和机制；分析水肿的原因和机制。

2. 能够分析高钾血症、低钾血症的原因和临床表现。

3. 能够绘制水电代谢紊乱发生机制的思维导图。

C. 情感、态度和价值观目标 能够形成疾病动态变化的发展观与整体观，以平衡-失衡-重建平衡的思路初步构建临床思维模式，为临床学科的学习奠定基础，加强基础与临床的联系。

（二）主要内容

1. 基本概念 高渗性脱水、低渗性脱水、水肿、高钾血症、低钾血症、反常性酸性尿、反常性碱性尿。

2. 水钠代谢紊乱

2.1 正常水、钠平衡（自主学习）

2.2 水、钠代谢紊乱的分类

（1）低钠血症：①低容量性低钠血症（低渗性脱水）；②高容量性低钠血症；③等容量性低钠血症。

（2）正常血钠性水过多（水肿）。

（3）高钠血症：①低容量性高钠血症（高渗性脱水）；②高容量性高钠血症；③等容量性高钠血症。

2.3 脱水

（1）高渗性脱水（低容量性高钠血症）：①概念；②原因：饮水不足、失水过多；③对机体的影响：细胞外渗透压升高、抗利尿激素分泌增多、口渴、尿少、脱水热及中枢神经系统功能障碍等。

（2）低渗性脱水（低容量性低钠血症）：①概念；②原因：丢失大量体液而只补水，经肾大量丢钠；③对机体的影响：细胞外渗透压下降、醛固酮增多、尿钠减少、外周循环衰竭、CNS功能障碍等。

（3）等渗性脱水：①概念；②原因：丢失大量体液；③对机体的影响：细胞外液减少，ADH和醛固酮分泌增多，尿量减少，尿钠减少。

2.4 水肿

（1）概念。

（2）基本机制：①血管内外液体交换失衡：毛细血管流体静压增高、毛细血管壁通透性增高、血浆胶体渗透压降低、淋巴液回流障碍；②体内钠水潴留：肾小球滤过率降低、肾小管对钠水重吸收增多。

（3）常见水肿类型及其发病机制：①心性水肿；②肾性水肿；③肝性水肿；④肺水肿；⑤脑水肿。

2.5 水中毒

3. 钾代谢紊乱

3.1 正常钾代谢：90%的钾存在于细胞内。摄入钾的90%经肾随尿液排出，10%随粪便和汗液排出。多吃多排，少吃少排，不吃也排。

3.2 钾代谢紊乱

（1）低钾血症：①概念：血清钾浓度低于3.5mmol/L。②原因：摄入不足，经消化道、肾及皮肤丢失过多；钾从细胞外转入细胞内。③对机体的影响：急性重症可使神经肌肉兴奋性降低（超极化阻滞）；心肌兴奋性增高，自律性增高，传导性降低，收缩性减弱；心电图典型变化：T波低平和U波增高。引起骨骼肌及肾脏损害。可引起代谢性碱中毒,发生反常性酸性尿。

④防治的病理生理基础:防治原发病,补钾(见尿补钾、先口服后静脉滴注),纠正水及其他电解质代谢紊乱。

(2)高钾血症:①概念:血清钾浓度高于5.5mmol/L。②原因:钾摄入过多、肾脏排钾障碍、细胞内钾转到细胞外。③对机体的影响:轻度高钾神经肌肉兴奋性增高,严重时神经肌肉兴奋性降低(去极化阻滞);轻度高钾心肌兴奋性增高,严重时兴奋性降低,传导性、自律性、收缩性均降低;心电图典型变化:T波高尖。可引起代谢性酸中毒,发生反常性碱性尿。④防治的病理生理基础:防治原发病,降低体内总钾量,使细胞外钾转入细胞内,应用钙剂和钠盐拮抗高钾血症的心肌毒性作用,纠正其他电解质代谢紊乱。

二、章节知识点思维导图

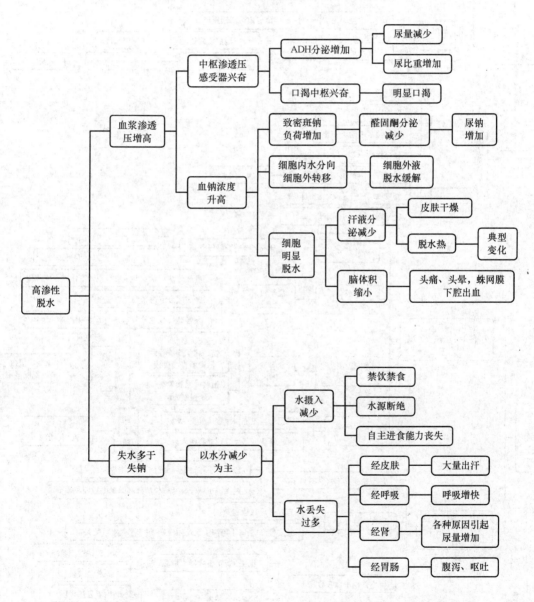

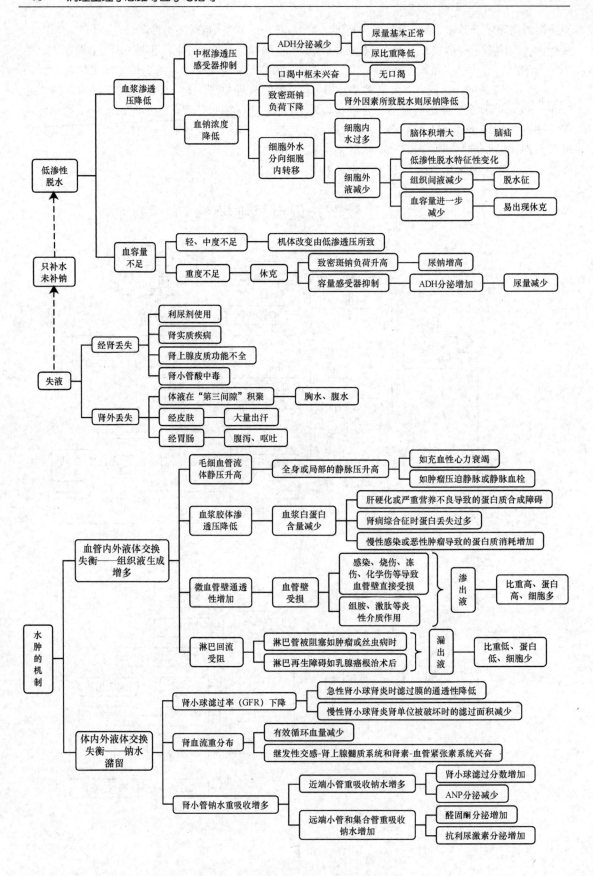

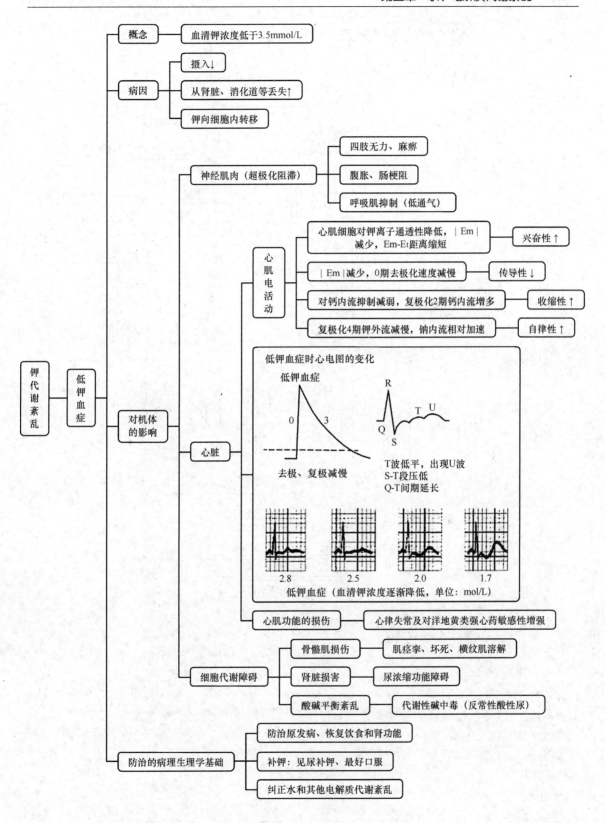

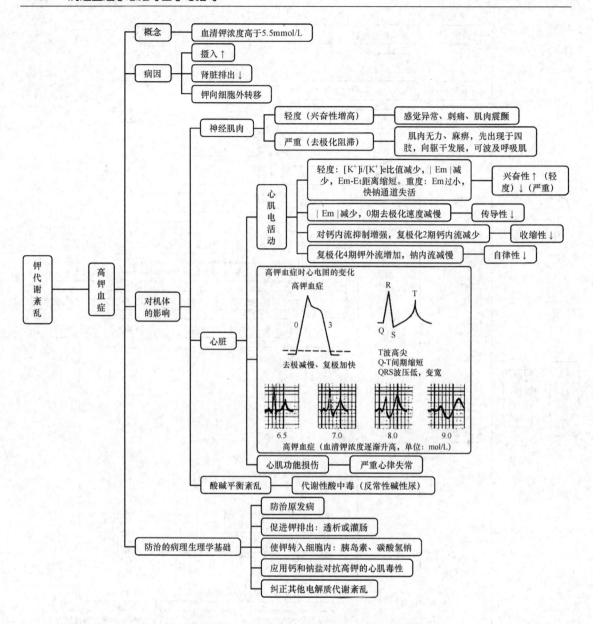

三、复习思考题

（一）单项选择题

【A1 型题】

1. 高渗性脱水患者尿量减少的主要机制

A. 细胞外液渗透压升高，刺激下丘脑渴中枢

B. 细胞外液渗透压升高，刺激下丘脑渗透压感受器，ADH 分泌增加

C. 肾血流减少　　　　D. 细胞内液减少

E. 细胞外液减少

2. 脱水热产生的原因是

A. 散热减少　　　　　B. 产热增加

C. 体温调节中枢功能障碍

D. 体温调节中枢调定点上移

E. 产热增加和散热减少

3. 患者口渴，尿少，尿中钠高，血清钠＞150mmol/L，其水与电解质平衡紊乱的类型是

A. 等渗性脱水　　　　B. 水中毒

C. 高渗性脱水　　　　D. 水肿

E. 低渗性脱水

4. 高烧患者出汗多，呼吸增快易出现

A. 高渗性脱水　　　　B. 低渗性脱水

C. 等渗性脱水　　　　D. 水中毒

E. 低钠血症

5. 低渗性脱水时，首先出现

A. 细胞外液渗透压升高　　B. 细胞外液渗透压降低

C. 血浆渗透压增加　　　　D. 组织间液渗透压增加

E. 细胞外液渗透压正常

6. 低渗性脱水时主要脱水部位是

A. 细胞内液　　　　　　　B. 细胞外液

C. 血浆　　　　　　　　　D. 淋巴

E. 细胞内外液

7. 下列哪一类水及电解质代谢紊乱早期易发生休克

A. 低渗性脱水　　　　　　B. 高渗性脱水

C. 水中毒　　　　　　　　D. 低钾血症

E. 高钾血症

8. 低渗性脱水时体液丢失的特点是

A. 细胞内、外液均减少，但以细胞内液减少为主

B. 细胞内液并未丢失，主要是细胞外液明显减少

C. 细胞内液无丢失，仅仅丢失血浆

D. 细胞内液无丢失，仅仅丢失组织间液

E. 细胞内外液均明显减少

9. 不同类型脱水的分型依据是

A. 体液丢失的总量　　　　B. 细胞外液丢失的总量

C. 细胞外液的渗透压

D. 细胞外液的胶体渗透压

E. 细胞内液丢失的总量

10. 给严重低渗性脱水患者输入大量水分而未补钠盐可引起

A. 高渗性脱水　　　　　　B. 等渗性脱水

C. 水中毒　　　　　　　　D. 低钾血症

E. 水肿

11. 下列哪一项不是低钾血症的原因

A. 长期使用速尿　　　　　B. 代谢性酸中毒

C. 禁食

D. 肾上腺皮质功能亢进

E. 代谢性碱中毒

12. 急性轻度低钾血症对心肌组织的影响是

A. 心肌兴奋性增高、传导性增高、自律性增高、收缩性增高

B. 心肌兴奋性增高、传导性降低、自律性增高、收缩性增高

C. 心肌兴奋性降低、传导性降低、自律性降低、收缩性降低

D. 心肌兴奋性增高、传导性增高、自律性降低、收缩性降低

E. 心肌兴奋性降低、传导性降低、自律性增高、收缩性增高

13. 某患者作消化道手术后禁食一周，仅静脉输入葡萄糖盐水，此患者最容易发生的电解质紊乱是

A. 低血钠　　　　　　　　B. 低血钙

C. 低血镁　　　　　　　　D. 低血磷

E. 低血钾

14. 经肾丢失钾过多常见于

A. 肾上腺皮质功能低下

B. 长期应用一些噻嗪类利尿剂、利尿酸、速尿

C. 用安体舒通利尿

D. 用氨苯蝶啶利尿

E. 垂体功能低下

15. 细胞内的钾转移到细胞外引起高钾血症见于

A. 碱中毒　　　　　　　　B. 静脉输入大量葡萄糖

C. 静脉输入大量胰岛素　　D. 使用利尿剂

E. 静脉输入大量氨基酸

16. 大面积肌肉挤压伤患者易出现

A. 低钾血症　　　　　　　B. 低镁血症

C. 低钠血症　　　　　　　D. 高钠血症

E. 高钾血症

17. 急性轻度高钾血症对神经肌肉的影响是

A. 兴奋性增高，肌肉软弱无力

B. 兴奋性降低，肌肉迟缓性麻痹

C. 兴奋性增高，肌肉迟缓性麻痹

D. 兴奋性降低，肌肉软弱无力

E. 兴奋性增高，感觉异常，肌肉疼痛，肌束震颤

18. 下列何种情况最易引起高钾血症

A. 急性肾衰多尿期　　　　B. 原发性醛固酮增多症

C. 大量应用速尿　　　　　D. 大量应用氨苯蝶啶

E. 大量应用胰岛素

19. 低渗性脱水早期出现循环衰竭症状是由于

A. 细胞内液减少　　　　　B. 细胞外液增加

C. 组织间液减少　　　　　D. 血浆减少

E. 细胞内、外液减少

20. 高钾血症和低钾血症均可引起

A. 代谢性酸中毒　　　　　B. 代谢性碱中毒

C. 肾小管泌氢增加　　　　D. 心律失常

E. 肾小管泌钾增加

【A2 型题】

21. 患者，男，40 岁。因"恶心呕吐、腹痛腹胀 5 天，伴尿量减少 2 天"入院。发病以来患者饮食减少，全身无力。患者发病前在小店吃凉米线和腌菜佐料等。查体：急性病容，脉搏 90 次/分，呼吸 20 次/分，血压 100/72mmHg（1mmHg=0.133kPa），腹软，无压痛、反跳痛和移动性浊音，肠鸣音减

弱。实验室检查:血钠133mmol/L,血钾3.0mmol/L。下列最可能的诊断是

A. 轻度等渗性脱水,伴低钾血症

B. 轻度高渗性脱水,伴低钾血症

C. 重度等渗性脱水,伴低钾血症

D. 轻度低渗性脱水,伴低钾血症

E. 轻度等渗性脱水,伴高钾血症

22. 患者,女,55岁。因反复呕吐6天入院。查体:急性病容,脉搏120次/分,呼吸22次/分,血压70/50 mmHg,腹软,无压痛、反跳痛和移动性浊音,肠鸣音减弱。实验室检查:血钠115mmol/L。下列最可能的诊断是

A. 轻度缺水　　　　B. 重度缺水

C. 轻度缺钠　　　　D. 中度缺钠

E. 重度缺钠

23. 患者,女,55岁。因外伤导致结肠破裂行结肠破裂修补术。1天前患者诉心慌不能入睡,烦躁。查体:脉搏120次/分,呼吸22次/分,血压70/50 mmHg,心电图显示室性心动过速。实验室检查:血钠136mmol/L,血钾6.9mmol/L,pH 7.25。请问该患者目前发生了什么

A. 低钾血症　　　　B. 低渗性脱水

C. 高钾血症　　　　D. 高渗性脱水

E. 低钾合并低渗性脱水

24. 患儿,女,1岁5个月。因"呕吐腹泻3天"入院。家人于3天前发现该婴儿大便增多,每天约十余次,水样泄,伴呕吐3~4次/天,低热,不咳嗽,尿量减少。查体:体温38.5℃,脉搏130次/分,呼吸30次/分,血压95/55mmHg,精神不振,皮肤弹性差,眼窝凹陷明显,腱反射减弱,肠鸣音0~1次/分。实验室检查:血钠135mmol/L,血氯101mmol/L,血钾2.8mmol/L。该患儿最可能的脱水类型是

A. 轻度等渗性脱水　　B. 中度低渗性脱水

C. 中度等渗性脱水　　D. 中度高渗性脱水

E. 重度等渗性脱水

25. 患者,女性,24岁。3周前上感发热、咽痛,1周来乏力、头晕,晨起颜面发胀,继而出现下肢水肿、食欲下降、尿少。自幼体弱,患有房间隔缺损,平素活动尚可。查体:体温38.5℃,脉搏88次/分,血压150/90mmHg,发育营养稍差,自主体位,双眼睑水肿,颈静脉无怒张,双肺(−),心界不大,心律齐,心音正常。P2 > A2,腹软,肝脾未及,下肢凹陷性水肿(+)。请问该患者最可能的水肿类型是

A. 心源性　　　　B. 肾源性

C. 肝源性　　　　D. 营养不良性

E. 过敏性

26. 患者,男性,60岁。因1年来反复发生夜间阵发性呼吸困难,2个月来心悸、气短、不能平卧、尿少、下肢水肿来院,3年前患有广泛前壁心肌梗死。查体:体温36.7℃,脉搏67次/分,血压120/65 mmHg,半卧位,颈静脉充盈,双肺底均可闻及湿性啰音,心界扩大,心律不齐,心率98次/分,心音强弱不等,肝肋下2 cm,双下肢凹陷性水肿(++)。请问导致患者发生水肿的机制不可能为

A. 肺毛细血管流体静压增高

B. 肺毛细血管通透性增高

C. 血浆胶体渗透压增高　　D. 肺淋巴回流障碍

E. 钠水潴留

27. 患者,男性,35岁,5小时前因重物砸伤大腿入院。查体:急性病容,烦躁,体温37.1℃,脉搏60次/分,血压85/60 mmHg,心电图显示异常,心率50次/分。急查血钾:6.1mmol/L。请问,该患者可能的心电图表现是

A. T波高尖,Q-T间期缩短

B. T波低平,Q-T间期缩短

C. T波低平,Q-T间期延长

D. T波高尖,Q-T间期延长

E. T波低平,有U波

28. 患者,男性,15岁。因颜面部、双下肢水肿十余天入院。既往体健。查体:体温36.5℃,脉搏75次/分,血压120/70 mmHg,眼睑水肿,心肺检查未见明显异常,腹平软,肝脾肋下未触及,下肢凹陷性水肿(++);实验室检查:尿蛋白(+++),沉淀镜检红细胞0~2个/高倍镜,血白蛋白25g/L,血肌酐102μmol/L,血尿素氮10.5mmol/L。请问导致患者发生水肿的机制是

A. 毛细血管流体静压增高

B. 毛细血管通透性增高

C. 血浆胶体渗透压降低　　D. 淋巴回流增加

E. 肾小球滤过率增加

29. 患者,男性,46岁。因消化道肿瘤切除术后禁食3天,仅静脉输入大量5%葡萄糖溶液,诊断为低钾血症。心电图显示正常心律。若外周静脉滴注氯化钾,为防范局部疼痛及心搏骤停风险,下列补钾时应注意观察的事项不正确的是

A. 肌无力特点，尤其观察呼吸，警惕呼吸肌麻痹

B. 生命体征，监测血压

C. 观察大小便，记录好出入量，尿量每小时大于30ml

D. 每小时的钾滴入量应大于 20mmol/L

E. 适时复查血钾浓度，以防高血钾发生

30. 患儿，女性，9 岁。因"眼睑浮肿，尿少 2 天"入院。3 周前有过上呼吸道感染。查体：脉搏 84 次/分，呼吸 16 次/分，血压 120/74 mmHg。实验室检查：尿蛋白（++）。初步诊断为急性肾炎。下列有关患儿水肿的描述，哪一项是错误的

A. 水肿由上向下发展
B. 肾小球滤过率降低
C. 水钠摄入过多会加重水肿
D. 水肿受重力作用的影响
E. 眼睑水肿是非凹陷性水肿

31. 患儿，男性，9 个月，因呕吐、腹泻 3 天入院。患儿每天腹泻十余次，稀水样便，伴呕吐，每天 3～4 次。查体：脉搏 120 次/分，呼吸 32 次/分，血压 90/55 mmHg，心音低钝，皮肤干、弹性差，精神萎靡。目前下列治疗措施中最重要的是

A. 纠正感染，消炎
B. 给止泻、止吐药
C. 纠正水和电解质紊乱
D. 调整和控制饮食
E. 改善心功能

32. 患者，女性，76 岁。10 年前因心肌梗死住院，5 年前出现活动后气短，夜间憋醒，近 1 年双下肢水肿，少尿。查体：血压 140/90mmHg，颈静脉怒张，双下肺可闻及细湿啰音，心界向两侧扩大，心率 110 次/分，肝肋下 3cm，质中，有压痛，双下肢水肿，诊断为全心衰。请问该患者双下肢水肿的主要始动因素是

A. 毛细血管流体静压增高
B. 血浆胶体渗透压降低
C. 毛细血管壁通透性增高
D. 淋巴回流受阻
E. 钠水潴留

33. 患者，女，56 岁，因恶心、呕吐入院，既往有慢性肾功能衰竭病史。体格检查：虚弱，皮肤弹性减弱，尿少。体温 37℃，脉搏 120 次/分，血压 110/90mmHg。血液电解质检查结果：Na$^+$ 110mmol/L，K$^+$ 2.5mmol/L。ECG 显示 T 波低平，出现 U 波。此患者可能是

A. 冠心病
B. 低钾血症
C. 高钾血症
D. 心律失常
E. 心肌炎

34. 幽门梗阻伴长期呕吐患者容易发生以下哪种电解质紊乱？

A. 高钾高氯性酸中毒
B. 高钾高氯性碱中毒
C. 低钾低氯性酸中毒
D. 低钾低氯性碱中毒
E. 低钾高氯性碱中毒

35. 女，60 岁，腹痛、腹胀，停止排便 5 天，少尿 2 天。查体：血压 85/50mmHg，全腹膨隆，无压痛反跳痛，肠鸣音减弱。电解质：K$^+$ 2.5mmol/L，Na$^+$ 136mmol/L，Cl$^-$ 105mmol/L。以下治疗措施中正确的是

A. 口服补钾
B. 见尿补钾
C. 静脉少量补钾
D. 不用补钾
E. 静脉大量补钾

36. 患者男性，45 岁，因幽门梗阻行胃次全切术后 5 天，术后有排气，但腹胀明显，无压痛反跳痛，肠鸣音弱。心电图示 T 波低平，如需证实诊断，需作哪种检查？

A. 腹部 B 超
B. 血液电解质
C. 胃肠造影
D. 腹部 CT
E. 腹部穿刺

37. 男，62 岁，因慢性肾功能不全入院。血液电解质检测：K$^+$ 6.6mmol/L，Na$^+$ 136mmol/L。心电图示 T 波高尖。患者可能出现以下哪种电解质紊乱？

A. 高钠血症
B. 低钠血症
C. 高钾血症
D. 低钾血症
E. 低钙血症

38. 患者男性，25 岁，因外伤脾破裂，低血容量性休克行手术治疗，因术中输血 20ml 后，突然血压急剧下降，酱油色尿，医生判断可能发生溶血反应，此患者进而出现的血清钾浓度升高最有可能是由以下哪个原因引起？

A. 摄入钾增多
B. 尿量减少
C. 溶血引起的肾功能衰竭
D. 钾离子由细胞内转向细胞外
E. 红细胞破裂，钾离子进入血液

39. 急性轻度高钾血症患者会出现肌肉感觉异常、刺痛等症状，与以下哪个原因最相关？

A. 神经-肌肉兴奋性降低
B. 神经-肌肉兴奋性增高
C. 神经-肌肉传导性降低
D. 神经-肌肉传导性增高
E. 神经-肌肉收缩性增高

40. 女，72 岁，因急性肾功能衰竭、无尿入院。心电图显示 T 波高尖。以下哪种电解质紊乱需要纠正后，心电图才能恢复正常？

A. 高钾血症
B. 低钾血症

C. 高钠血症　　　　　　D. 低钠血症

E. 低钙血症

【B型题】

A. 高渗性脱水　　　　　B. 低渗性脱水

C. 等渗性脱水　　　　　D. 水中毒

E. 水肿

41. 血钠浓度正常而细胞外液减少见于

42. 血钠浓度增高而细胞内液减少见于

43. 血钠浓度降低而细胞外液减少见于

44. 血钠浓度降低而细胞内、外液均增加见于

A. 高渗性脱水　　　　　B. 低渗性脱水

C. 等渗性脱水　　　　　D. 水中毒

E. 水肿

45. 急性肾功能衰竭少尿期摄入水过多可发生

46. 丧失大量消化液只补充水可发生

47. 麻痹性肠梗阻时易发生

48. 极度衰弱病人自己不能饮水可发生

A. 神经肌肉兴奋性降低

B. 神经肌肉兴奋性升高

C. 神经肌肉兴奋性变化不明显

D. 神经肌肉兴奋性先降低后升高

E. 神经肌肉兴奋性先增高后降低

49. 急性低钾血症

50. 急性轻度高钾血症

51. 慢性低钾血症

52. 急性重度高钾血症

A. 低渗性脱水　　　　　B. 高渗性脱水

C. 低钾血症　　　　　　D. 高钾血症

E. 低镁血症

53. 口服补钾或静脉低浓度、慢速补钾可治疗

54. 补水为主、补钠为辅可治疗

55. 葡萄糖和胰岛素静脉输入可治疗

56. 适量补充盐水以恢复细胞外液渗透压和容量可治疗

A. 高渗性脱水　　　　　B. 低渗性脱水

C. 等渗性脱水　　　　　D. 水中毒

E. 水肿

57. 任何等渗性液体大量丢失的早期可引起

58. 肾排水能力降低时摄水过多可引起

59. 肾排钠、水减少致钠、水在体内潴留可引起

60. 水的摄入不足及经皮肤、肺丢失水分过多可引起

A. 水肿一般先出现于面部和眼睑

B. 水肿一般先出现于身体的低垂部位

C. 常见腹水而全身水肿不明显

D. 皮肤压之不凹陷但体重可突然增加

E. 水肿几乎只见于妇女，以中年妇女多见

61. 心性水肿的特征是

62. 肾性水肿的特征是

63. 肝性水肿的特征是

（二）多项选择题

1. 导致血管内外液体交换失衡的因素有

A. 醛固酮分泌增多

B. 毛细血管流体静压增高

C. 血浆胶体渗透压下降

D. ADH 分泌增多

E. 微血管壁通透性增高

2. 导致体内外液体交换失衡的因素有

A. 醛固酮分泌增多

B. 毛细血管流体静压增高

C. 肾血流量减少

D. ADH 分泌增多

E. 微血管壁通透性增高

3. 腹泻引起低钾血症的机制是

A. 醛固酮分泌增多　　　B. 代谢性酸中毒

C. 肠道吸收减少　　　　D. 低镁血症

E. 以上都不是

4. 钙剂可对抗严重高钾血症的心肌毒性是由于

A. 心肌兴奋性增高　　　B. 心肌收缩性增高

C. 阈电位上移　　　　　D. 静息电位下移

E. 恢复心肌传导性

5. 促使钾转移进入细胞内的因素包括

A. 糖原合成增加　　　　B. 急性碱中毒

C. 挤压综合征　　　　　D. 酸中毒

E. 钡中毒

（三）判断题

1. 严重呕吐和腹泻持续时间较长而未经任何处理可引起低容量性高钠血症。（　　　）

2. 低容量性低钠血症（低渗性脱水）的患者，体液丢失的特点是细胞内液丢失不明显，以丢细胞外液为主。（　　　）

3. 最易发生脱水热的水与电解质紊乱是低容量性高钠血症。（　　　）

4. 低容量性高钠血症最易发生外周循环障碍。（　　　）

5. 水肿发生的基本机制包括血管内外液体交换失衡和钠水潴留两大类。（　　　）

6. 过多过快地给病人输液、输血可以引起肺水肿。
（　　）
7. 低钾血症的突出表现是神经肌肉的症状。（　　）
8. 高钾血症引起代谢性酸中毒而尿液呈酸性。
9. 在某些情况下，血清钾浓度增高，细胞内可以缺钾，机体总钾量仍可以不足。（　　）
10. 高渗性脱水时体液主要减少部位是细胞外。
（　　）

（四）问答题

1. 低渗性脱水为什么易出现循环衰竭症状？
2. 血钾浓度迅速轻度升高和显著升高对心肌兴奋性的影响有何不同？为什么？
3. 严重腹泻患者可能出现哪些水、电解质代谢紊乱？为什么？
4. 简述水肿时血管内外液体交换失平衡的机制。
5. 某患儿，男，10岁，高热2天，几乎无进食、进水，尿量明显减少，体检：精神萎靡，体温39.2℃，脉搏细速130次/分，呼吸浅快52次/分，血压90/50mmHg，血钠160mmol/L。试问：该患者发生了何种水、电解质代谢紊乱？为什么？

四、参考答案及解析

（一）单项选择题

【A1型题】
1. ［答案］B
［题解］血浆渗透压增加，刺激下丘脑渗透压感受器，ADH分泌增多，肾小管上皮细胞对水重吸收增加，尿量减少，尿比重增高。
2. ［答案］A
［题解］严重高渗性脱水，皮肤蒸发水分减少，散热障碍。
3. ［答案］C
［题解］高渗性脱水时，血浆晶体渗透压增高，口渴中枢兴奋，有口渴感。ADH分泌增多，肾小管对水重吸收增多，尿少。尿钠：脱水早期，血容量减少不明显，醛固酮分泌正常，尿钠不减少，但因肾小管对水重吸收增加，尿钠浓度可增高。
4. ［答案］A
［题解］①汗是低渗液，失水多于失钠；②呼吸道黏膜非显性水分蒸发增多。
5. ［答案］B

［题解］低渗性脱水的特征是失钠多于失水，血清钠离子浓度＜130mmol/L，血浆渗透压低于280mmol/L。受NaCl的影响，通常就把电解质丧失称为失盐。由于钠离子占血浆的90%以上，所以临床上采用测量血浆钠离子含量作为判断血浆渗透压的指标。
6. ［答案］B
［题解］①丢失细胞外液；②水向细胞内转移。
7. ［答案］A
［题解］细胞外液向细胞内液转移，导致细胞外液减少，血容量减少，早期易发生休克。
8. ［答案］B
［题解］详见第7题题解。
9. ［答案］C
［题解］根据失水与失钠比例不同，血浆渗透压的变化不同，将脱水分为三种类型。
10. ［答案］C
［题解］使血浆稀释，血浆渗透压进一步下降，血容量增加，肾脏未及时排出，可导致水中毒。
11. ［答案］B
［题解］低钾血症时，细胞内钾离子外移，血浆氢离子内移，引起代谢性碱中毒。
12. ［答案］B
［题解］①低钾血症时，心肌细胞膜对钾离子选择性降低，钾外流减少，|Em|减小，Em-Et距离缩短，兴奋性增高。②心肌细胞膜|Em|减小，去极化时钠离子内流速度减慢，0期去极化速度减慢和幅度减小，传导性降低。③轻度低血钾症，复极化2期钙离子内流增多，心肌收缩性增强。④快反应自律细胞的自动去极化加速，心肌自律性增高。
13. ［答案］E
［题解］手术后仅补充体液容量和钠，未补钾，导致钾摄入不足。
14. ［答案］B
［题解］速尿等利尿剂抑制髓袢对水、钠的重吸收，远端肾小管Na^+-K^+交换增强，K^+排出增多；同时由于尿量增多引起远端流速增加，促进K^+排出。
15. ［答案］B
［题解］血糖升高，导致血浆渗透压增高，细胞内水转移到血浆，钾被带出。
16. ［答案］E
［题解］正常人体内含钾量50～55mmol/kg，其中约90%存在于细胞内，大面积肌肉损伤，可引起高钾血症。

17. ［答案］E

［题解］细胞外液钾浓度增高，$[K^+]i/[K^+]e$ 比值变小，|Em| 减小，Em-Et 距离缩短，兴奋性增高。

18. ［答案］D

［题解］氨苯蝶啶可抑制远曲小管泌钾，肾脏排钾减少。

19. ［答案］D

［题解］①细胞外液转移到细胞内，血容量减少；②细胞外液渗透压下降，ADH 分泌减少，肾小管对水的重吸收减少，血容量得不到补充。

20. ［答案］D

［题解］①低钾血症时，由于自律性增高，可出现窦性心动过速，期前收缩，阵发性心动过速等。②高钾血症时，心肌传导性降低，引起传导延缓和传导阻滞，严重时可引起心律失常。

【A2 型题】

21. ［答案］D

［题解］依据患者的病史和临床表现，结合实验室检查血钠 133mmol/L 低于正常值 135mmol/L，血钾 3.0mmol/L 低于正常值 3.5mmol/L，说明患者有轻度低渗性脱水，同时伴有低钾血症。故 D 为正确答案。

22. ［答案］E

［题解］患者有反复呕吐 6 天，查体心率加快、呼吸加快，血压明显下降，结合血钠浓度明显低于 120mmol/L，依据血清钠水平可诊断重度缺钠。故 E 为正确答案。

23. ［答案］C

［题解］根据患者的病史、临床表现和实验室检查，患者血清钠在正常范围，血清钾明显升高，可诊断为高钾血症。故 C 为正确答案。

24. ［答案］C

［题解］根据患者实验室检查，患者血钠、氯在正常范围，血钾降低，患者有呕吐腹泻病史，结合临床表现，判断为中度等渗性脱水。故 C 为正确答案。

25. ［答案］B

［题解］根据患者的病史及临床表现，患者水肿以颜面部开始，继而出现下肢水肿，排除肝源性水肿，考虑可能为心源性或者肾源性；结合查体双眼睑水肿，颈静脉无怒张，双肺（−），心界不大，心律整，心音正常，排除心源性，再结合患者有上感、发热病史，故该患者最可能的水肿类型是肾源性。故 B 为正确答案。

26. ［答案］C

［题解］根据患者的病史及临床表现，患者发生了心力衰竭，且是由于左心衰竭导致的肺水肿。C 选项错误，应为血浆胶体渗透压降低。故 C 为正确答案。

27. ［答案］A

［题解］患者血钾 6.1mmol/L 提示患者有高钾血症。高钾血症时心肌细胞膜的钾通透性明显增高，钾外流加速，复极化 3 期加速，动作电位时程和有效不应期均缩短。心电图显示相当于心室肌复极化的 T 波狭窄高尖，而相当于动作电位时程的 Q-T 间期缩短。但是，当伴有左束支传导阻滞时，Q-T 间期可延长。故 A 为正确答案。

28. ［答案］C

［题解］根据患者颜面部、双下肢水肿，实验室检查尿蛋白（+++）、血白蛋白 25g/L（正常血清白蛋白大于 30g/L），可诊断为肾病综合征，患者发生肾病性水肿，导致患者发生水肿的机制是由于低蛋白血症所导致的血浆胶体渗透压下降，从而促进组织液生成增加。E 选项中肾小球滤过率应该是下降，因为肾病综合征可使有效循环血量减少，肾血流下降，此时可继发肾素-血管紧张素-醛固酮系统兴奋，入球小动脉收缩加剧，导致肾血流量进一步减少，肾小球滤过率下降。肾小球滤过分数也可增高。故 C 为正确答案。

29. ［答案］D

［题解］患者诊断为低钾血症，补钾最好口服，但因患者术后禁食不能口服，考虑静脉内滴注补钾。静脉内补钾时，要注意避免血钾浓度骤然升高而发生高钾血症。一般来说静脉内补钾时每小时的钾滴入量为 10 ～ 20mmol/L，过量易导致高血钾发生。故 D 为正确答案。

30. ［答案］D

［题解］根据患者的诊断判断患儿是由肾炎引起的水肿。由于水肿是由白蛋白的大量丢失而引起，因此水肿并非受重力的影响。故 D 为正确答案。

31. ［答案］C

［题解］患儿为婴儿，反复大量的呕吐腹泻容易引起患者发生低渗性脱水，从而极易诱发休克，因此目前应迅速纠正水和电解质紊乱，补充血容量，然后再进一步完善相关的治疗。故 C 为正确答案。

32. ［答案］A

［题解］根据患者的病史可以判断患者是由于心衰引发的肺水肿。导致她双下肢水肿的主要始动因

素是毛细血管流体静压增高，组织液生成大于回流所致。故 A 为正确答案。

33. ［答案］B

［题解］患者血钾浓度＜ 3.5mmol/L，呕吐可引起胃液中电解质丢失，患者诊断为低钾血症。

34. ［答案］D

［题解］幽门梗阻伴长期呕吐，胃液大量丢失，氢离子与氯离子丢失，引起低钾低氯，胰液、小肠液中的碳酸氢根离子吸收入血，引起代谢性碱中毒。

35. ［答案］B

［题解］患者腹痛腹胀，停止排便 5 天，肠鸣音减弱，考虑为肠梗阻。血钾低，少尿，血压低，应立刻恢复血容量，待尿量＞ 40ml/h，再补钾。

36. ［答案］B

［题解］患者术后腹胀明显，有排气，但无压痛反跳痛，肠鸣音弱，心电图示 T 波低平，考虑低钾血症，需检测血钾，其他 B 超、造影、CT 检查均为影像学检查，不能诊断低钾血症。腹部穿刺常用于诊断腹部闭合性损伤。

37. ［答案］C

［题解］患者慢性肾功能不全，血钾＞ 5.5mmol/L，心电图示 T 波高尖，诊断为高钾血症。

38. ［答案］E

［题解］高钾血症可能由摄入钾增多，肾功能衰竭少尿排出钾减少，钾离子由细胞内转向细胞外引起。此病人最有可能的原因是溶血反应引起红细胞破裂，钾离子进入血液，引起高钾血症。

39. ［答案］B

［题解］急性轻度高钾血症可引起神经-肌肉静息膜电位与阈电位距离减小，兴奋性增高，出现肌肉感觉异常，刺痛等症状。重度高钾血症时会出现去极化阻滞，快钠通道不能开放，兴奋性降低。

40. ［答案］A

［题解］急性肾功能衰竭并无尿，最易导致钾离子排出障碍，引起高钾血症，而 T 波高尖也是高钾血症心电图最为显著的变化。

【B 型题】

41. ［答案］C

［题解］血钠浓度正常而细胞外液减少见于等渗性脱水。

42. ［答案］A

［题解］血钠浓度增高而细胞内液减少见于高渗性脱水。

43. ［答案］B

［题解］血钠浓度降低而细胞外液减少见于低渗性脱水。

44. ［答案］D

［题解］血钠浓度降低而细胞内、外液均增加见于水中毒。

45. ［答案］D

［题解］急性肾功能衰竭少尿期肾排钠水减少，如果过量摄入水可导致血钠浓度下降同时细胞内外液增加，引起水中毒。

46. ［答案］B

［题解］丧失大量消化液可导致等渗性脱水发生，此时如果只补充水，血浆渗透压下降，引起低渗性脱水。

47. ［答案］C

［题解］麻痹性肠梗阻以丢失消化液为主，钠水等比例丢失引起等渗性脱水。

48. ［答案］A

［题解］极度衰弱不能饮水患者可由于水的摄入不足导致血浆渗透压升高引起高渗性脱水。

49. ［答案］B

［题解］急性低钾血症细胞兴奋性降低。

50. ［答案］B

［题解］急性轻度高钾血症静息期细胞内钾外流减少，使 Em 绝对值减少，与 Et 间距离缩短因而兴奋性增高。

51. ［答案］C

［题解］慢性低钾血症由于病程缓慢，细胞内液钾逐渐移到细胞外，静息电位基本正常，细胞兴奋性无明显变化。

52. ［答案］A

［题解］急性重度高钾血症，细胞处于去极化阻滞状态而不能兴奋。

53. ［答案］C

［题解］低钾血症以补钾为主要治疗方法，以口服补钾为主，不能口服者可静脉低浓度、慢速补钾。

54. ［答案］B

［题解］高渗性脱水由于失水多于失钠，故在治疗时以补水为主，适当补充钠。

55. ［答案］D

［题解］葡萄糖和胰岛素静脉输入可促进钾向细胞内转移，故可用于治疗高钾血症。

56. ［答案］A

［题解］低渗性脱水时适量补充盐水可恢复细胞外

液渗透压和容量。

57. ［答案］C

［题解］任何等渗性液体大量丢失的早期可引起等渗性脱水。

58. ［答案］D

［题解］见45题。

59. ［答案］E

［题解］肾排钠、水减少致钠、水在体内潴留可引起水肿。

60. ［答案］A

［题解］水的摄入不足及经皮肤、肺丢失水分过多可引起高渗性脱水。

61. ［答案］B

［题解］心性水肿是由心力衰竭引起的水肿，由于静脉回流受阻，毛细血管流体静压受重力影响最早出现在身体的低垂部位，如下肢或腰骶部。

62. ［答案］A

［题解］肾性水肿主要引起血浆胶体渗透压下降，此时受组织结构特点影响，水肿最先出现在面部（眼睑）。

63. ［答案］C

［题解］肝性水肿常见于肝硬化患者，由于肝静脉回流受阻，受局部血流动力学因素的影响，导致肝静脉压和毛细血管流体静压增高，故以腹水为主。

（二）多项选择题

1. ［答案］BCE

［题解］醛固酮分泌增多，ADH分泌增多是导致体内外液体交换失平衡，引起钠水潴留的因素。

2. ［答案］ACD

［题解］毛细血管流体静压增高和微血管壁通透性增高是导致血管内外液体交换失平衡，引起组织液生成增多的因素。

3. ［答案］ACD

［题解］腹泻除了直接引起钾摄入减少外，其所致的低循环血量使醛固酮分泌增加，同时引起低镁血症，均可使尿钾排出增加。

4. ［答案］ABC

［题解］Ca^{2+}一方面使阈电位上移，增加阈电位与静息电位的距离，恢复心肌兴奋性；另一方面使复极化2期钙离子内流增多，提高心肌收缩性。静息电位并未下移。而心肌传导性得到改善则是使用钠盐的结果。

5. ［答案］ABE

［题解］糖原合成时需要K^+；代谢性碱中毒时，细胞内H^+转移到细胞外进行代偿，为了维持电中性，K^+进入细胞内；钡中毒可特异性阻断钾通道，K^+外流受阻。

（三）判断题

1. ［答案］√

［题解］虽严重呕吐和腹泻可丢失大量等渗液，但持续时间较长而未经任何处理，可从皮肤、肺丢失水分，所以患者水的丢失多于钠，因而可引起低容量性高钠血症。

2. ［答案］√

［题解］低容量性低钠血症（低渗性脱水）的患者，因细胞外液渗透压降低，水向细胞内转移，同时细胞外液又丢失到体外，所以是丢失细胞外液。

3. ［答案］√

［题解］低容量性高钠血症时，因汗腺分泌减小，散热减少，最易发生脱水热。

4. ［答案］×

［题解］低容量性高钠血症到后期才可发生外周循环障碍。

5. ［答案］√

［题解］水肿发生的两大基本机制就是血管内外液体交换失平衡，使组织液生成增多；体内外液体交换失平衡，引起钠、水潴留。

6. ［答案］√

［题解］过多过快地给病人输血、输液可以引起肺毛细血管的流体静压升高和血浆胶体渗透压降低，而导致肺水肿。

7. ［答案］√

［题解］低钾血症的突出表现是神经肌肉的症状，当血钾低于3mmol/L时会出现明显的肌肉松弛无力，而低于2.65mmol/L可以出现肌麻痹。

8. ［答案］×

［题解］高钾血症可以引起代谢性酸中毒，而尿液呈碱性，称为反常性碱性尿。

9. ［答案］√

［题解］如酸中毒时钾离子从细胞内出细胞外，血钾浓度升高，造成高钾血症，但是细胞内钾减少，总钾量仍可以不足。

10. ［答案］×

［题解］高渗性脱水时细胞外液量和细胞内液量均减少，但由于细胞外液高渗，细胞内液会向渗透

压高的细胞外液流动，因此以细胞内液的减少更为显著。

（四）问答题

1.［答题要点］①主要是细胞外液量减少；②细胞外液低渗，水分从细胞外液向渗透压相对较高的细胞内转移，进一步减少，细胞外液减少，血容量减少，易发生低血容量性休克。

2.［答题要点］①轻度高血钾，心肌兴奋性增高，因为高血钾时，细胞内外 K^+ 浓度差变小，按 Nernst 方程，Em-Et 距离缩短，兴奋性增高。②严重高血钾时 Em 达到 $-55 \sim -60mV$ 时，快钠通道失活兴奋性下降，被称为"去极化阻滞"（depolarized blocking）。

3.［答题要点］①严重腹泻导致大量钠离子丢失，因消化液钠离子浓度与血浆接近，早期为等渗性脱水；②治疗不当导致低渗性脱水；③高渗性脱水：严重腹泻可导致等渗或含钠量低的消化液丢失，如婴幼儿腹泻，排水样便，失水＞失钠；④低钾血症也可发生，因为消化液的钾含量高于血浆。

4.［答题要点］①毛细血管流体静压升高；②血浆胶体渗透压降低；③毛细血管壁通透性增加；④淋巴回流受阻。

5.［答题要点］该患者发生了高渗性脱水，机制：高热呼吸加快，从呼吸道丢失水分明显增多，另外高热致皮肤水分蒸发增多，但高热时电解质的丢失并无明显增加，故机体失水大于失钠，且病人几乎无进水进食，丢失的水分得不到补充，电解质检查：血钠高于 150mmol/L。故患者易发生高渗性脱水。

（李　飞　王　茜　张　颖[2]）

第四章 酸碱平衡紊乱

一、学习要求与主要内容

（一）目的要求

A. 知识目标

1. 能够定义酸碱平衡、酸碱平衡紊乱、四型单纯型酸碱平衡紊乱。

2. 能够说出机体对于酸碱平衡的四个调节作用。解释酸碱平衡紊乱常用指标及意义。

3. 能够阐述各型单纯型酸碱平衡紊乱的原因和发病机制及对机体的影响。知道混合型酸碱平衡紊乱发生的可能组合。

B. 技能目标

1. 能够根据案例中酸碱平衡紊乱发生的原因、症状及指标变化，判断单纯型酸碱平衡紊乱类型。

2. 能够根据机体调节作用，推导出各型酸碱平衡紊乱机体的代偿。

3. 能够绘制酸碱平衡紊乱发生机制的思维导图。

C. 情感、态度和价值观目标 建立稳态的维持对于机体重要意义的健康观，形成损伤与抗损伤、因果交替贯穿于疾病全过程的整体辩证观。

（二）主要内容

1. 基本概念 酸碱平衡紊乱、呼吸性酸中毒、代谢性酸中毒、呼吸性碱中毒、代谢性碱中毒、反常性酸性尿、反常性碱性尿。

2. 酸碱平衡的调节

（1）血液缓冲系统：弱酸及对应的弱酸盐组成。碳酸氢盐缓冲对是血浆中最重要的缓冲对。

（2）组织细胞缓冲：细胞内外离子交换。

（3）肺的调节：改变通气量改变血液中 CO_2。

（4）肾的调节：排出 H^+（泌氢、泌氨、磷酸盐酸化）与重吸收 HCO_3^-。

3. 反映酸碱平衡状况的常用指标 pH、动脉血 CO_2 分压（$PaCO_2$）、标准碳酸氢盐（SB）、实际碳酸氢盐（AB）、缓冲碱（BB）、碱剩余（BE）、阴离子间隙（AG）。

4. 酸碱平衡紊乱的原因及其对机体的影响

（1）代谢性酸中毒：①原因：H^+ 负荷增多（AG 增大型）、HCO_3^- 丢失过多（AG 正常型）、高钾血症。②机体的代偿调节：缓冲系统中碱被消耗；细胞内外 H^+-K^+ 交换增多，继发性高钾血症；肺通气增加，$PaCO_2$ 继发性降低；肾排出 H^+ 与重吸收 HCO_3^- 增强。③对机体的影响：抑制心血管系统；抑制中枢神经系统。

（2）呼吸性酸中毒：①原因：二氧化碳排出障碍、二氧化碳吸入过多。②机体的代偿调节：肺通常不能代偿。血浆中非碳酸氢盐缓冲对进行代偿；CO_2 弥散入红细胞进行代偿，H^+ 和 HCO_3^- 生成增多，细胞内外 H^+-K^+ 交换增多，继发性高钾血症；慢性呼吸性酸中毒主要启动肾的代偿，排出 H^+ 与重吸收 HCO_3^- 增强。③对机体的影响：与代谢性酸中毒相似，由于 CO_2 麻醉，患者更易出现嗜睡、昏迷等意识障碍。

（3）代谢性碱中毒：①原因：H^+ 丢失过多、HCO_3^- 负荷增加、低钾血症。②机体的代偿调节：机制与代谢性酸中毒相同，但调节方向和作用与代谢性酸中毒相反。缓冲系统中氢离子被消耗；H^+-K^+ 交换增多，继发性低钾血症；肺通气减少，$PaCO_2$ 继发性升高；肾排出 H^+ 与重吸收 HCO_3^- 减弱。③对机体的影响：兴奋中枢神经系统；氧合血红蛋白解离曲线左移；血浆游离钙降低。

（4）呼吸性碱中毒：①原因：肺通气过度。②机体的代偿调节：肺通常不能代偿。机制与呼吸性酸中毒相同，但调节方向和作用则与呼吸性酸中毒相反。急性呼吸性碱中毒以细胞内外离子交换和细胞内缓冲为主，H^+ 移出细胞，H^+-K^+ 交换增多，继发性低钾血症；慢性呼吸性碱中毒主要启动肾的代偿，排出 H^+ 与重吸收 HCO_3^- 减弱。③对机体的影响：与代谢性碱中毒相似，但对中枢神经系统功能的影响比代谢性碱中毒更为严重。

（5）混合性酸碱平衡紊乱：分类、原因和特点。

二、章节知识点思维导图

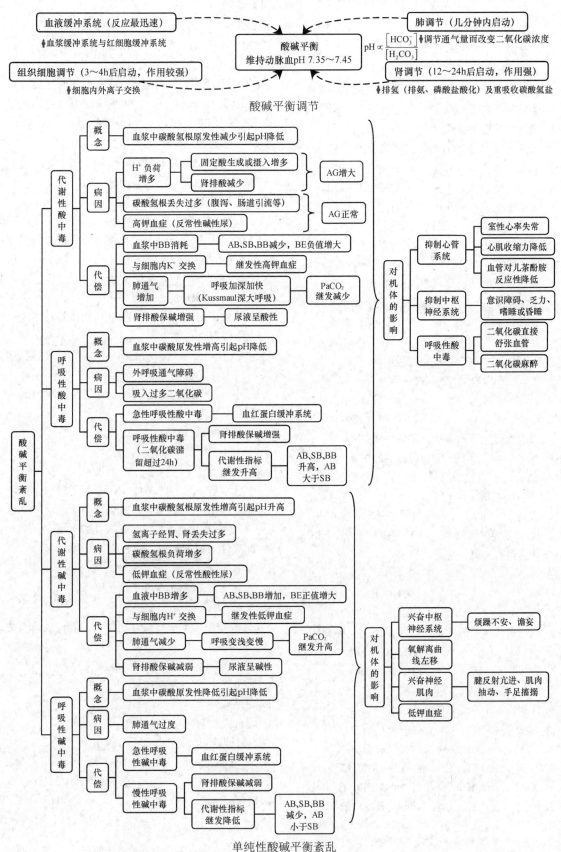

酸碱平衡调节

单纯性酸碱平衡紊乱

三、复习思考题

（一）单项选择题

【A1 型题】

1. BE 负值增大可见于

A. 代谢性酸中毒　　　　B. 代谢性碱中毒

C. 急性呼吸性酸中毒　　D. 急性呼吸性碱中毒

E. 慢性呼吸性酸中毒

2. 血浆 $[HCO_3^-]$ 原发性增高可见于

A. 代谢性酸中毒　　　　B. 代谢性碱中毒

C. 呼吸性酸中毒　　　　D. 呼吸性碱中毒

E. 呼吸性酸中毒合并代谢性酸中毒

3. 血浆 $[H_2CO_3]$ 原发性升高可见于

A. 代谢性酸中毒　　　　B. 代谢性碱中毒

C. 呼吸性酸中毒　　　　D. 呼吸性碱中毒

E. 呼吸性碱中毒合并代谢性碱中毒

4. 血浆 $[H_2CO_3]$ 继发性增高可见于

A. 代谢性酸中毒　　　　B. 代谢性碱中毒

C. 慢性呼吸性酸中毒　　D. 慢性呼吸性碱中毒

E. 呼吸性碱中毒合并代谢性碱中毒

5. 血浆 $[H_2CO_3]$ 继发性降低可见于

A. 代谢性酸中毒　　　　B. 代谢性碱中毒

C. 呼吸性酸中毒　　　　D. 呼吸性碱中毒

E. 呼吸性碱中毒合并代谢性碱中毒

6. 下述哪项原因不易引起代谢性酸中毒

A. 糖尿病　　　　　　　B. 休克

C. 呼吸、心搏骤停　　　D. 呕吐

E. 腹泻

7. 代谢性酸中毒时细胞外液 $[H^+]$ 升高，其最常与细胞内哪种离子进行交换

A. Na^+　　　　　　　　B. K^+

C. Cl^-　　　　　　　　D. HCO_3^-

E. Ca^{2+}

8. 单纯型代谢性酸中毒时不可能出现哪种变化

A. pH 降低　　　　　　B. $PaCO_2$ 降低

C. SB 降低　　　　　　D. BB 降低

E. BE 负值减小

9. 代谢性酸中毒时肾的主要代偿方式是

A. 泌 H^+、泌 NH_3 及重吸收 HCO_3^- 减少

B. 泌 H^+、泌 NH_3 及重吸收 HCO_3^- 增加

C. 泌 H^+、泌 NH_3 增加，重吸收 HCO_3^- 减少

D. 泌 H^+、泌 NH_3 减少，重吸收 HCO_3^- 增加

E. 泌 H^+、泌 NH_3 不变，重吸收 HCO_3^- 增加

10. 可以区分高血氯性或正常血氯代谢性酸中毒的指标是

A. pH　　　　　　　　　B. $PaCO_2$

C. SB　　　　　　　　　D. BB

E. AG

11. 下述哪项原因可引起 AG 正常型代谢性酸中毒

A. 糖尿病　　　　　　　B. 休克

C. 轻度肾功能衰竭　　　D. 严重饥饿

E. 水杨酸类药物中毒

12. 可以引起 AG 增高型代谢性酸中毒的原因是

A. 服用含氯药物过多　　B. 酮症酸中毒

C. 应用碳酸酐酶抑制剂　D. 腹泻

E. 远端肾小管性酸中毒

13. 轻度或中度肾功能衰竭引起代谢性酸中毒的主要发病环节是

A. 肾小球滤过率明显减少

B. 肾小管泌 NH_3 能力增强

C. 肾小管泌 H^+ 减少　　D. 碳酸酐酶活性增加

E. 重吸收 HCO_3^- 增加

14. 严重肾功能衰竭可引起 AG 增高型代谢性酸中毒，其主要发病环节是

A. 肾小管泌 NH_3 增加　　B. 肾小管泌 H^+ 增加

C. 固定酸阴离子排出减少

D. 碳酸酐酶活性增加　　E. 重吸收 HCO_3^- 增加

15. 治疗代谢性酸中毒的首选药物是

A. 碳酸氢钠　　　　　　B. 乳酸钠

C. 三羟甲基氨基甲烷（THAM）

D. 枸橼酸钠　　　　　　E. 葡萄糖酸钠

16. 下述哪项原因不易引起呼吸性酸中毒

A. 呼吸性中枢抑制　　　B. 气道阻塞

C. 肺泡通气量减少

D. 肺泡气体弥散障碍

E. 吸入气中 CO_2 浓度过高

17. 急性呼吸性酸中毒时，机体的主要代偿机制是

A. 增加肺泡通气量

B. 细胞内、外离子交换和细胞内缓冲

C. 肾小管泌 H^+、泌 NH_3 增加

D. 血浆碳酸氢盐缓冲系统进行缓冲

E. 肾重吸收 HCO_3^- 减少

18. 急性呼吸性酸中毒时，可以出现

A. SB 增大　　　　　　B. AB 减少

C. SB > AB　　　　　　D. SB < AB

E. SB=AB

19. 急性呼吸性酸中毒时，下述哪项不能发挥代偿作用
A. 磷酸盐缓冲系统　　B. 血红蛋白缓冲系统
C. 细胞内、外离子交换　D. 肾
E. 血浆蛋白缓冲系统

20. 慢性呼吸性酸中毒时，下述哪项不能发挥代偿作用
A. 血红蛋白缓冲系统　　B. 肾
C. 细胞内外离子交换　　D. 肺
E. 血浆蛋白缓冲系统

21. AB 是衡量酸碱平衡的一个
A. 仅受代谢因素影响的指标
B. 仅受呼吸因素影响的指标
C. 反映机体有缓冲作用的负离子多少的指标
D. 反映血液中 CO_2 含量多少的指标
E. 受呼吸和代谢两方面影响的指标

22. 急性呼吸性酸中毒时，何系统功能紊乱最明显
A. 心血管系统　　B. 泌尿系统
C. 运动系统　　D. 中枢神经系统
E. 血液系统

23. 哪种情况可出现反常性酸性尿
A. 代谢性酸中毒　　B. 呼吸性酸中毒
C. 酮症酸中毒　　D. 缺钾性碱中毒
E. 呼吸性碱中毒

24. 碱中毒患者易出现手足抽搐的主要原因是
A. 血清 K^+ 减少　　B. 血清 Ca^{2+} 减少
C. 血清 Cl^- 减少　　D. 血清 Na^+ 减少
E. 血清 Mg^{2+} 减少

25. 哪一种混合性酸碱平衡紊乱不可能出现
A. 代谢性酸中毒合并代谢性碱中毒
B. 呼吸性酸中毒合并呼吸性碱中毒
C. 代谢性酸中毒合并呼吸性碱中毒
D. 代谢性酸中毒合并呼吸性酸中毒
E. 代谢性碱中毒合并呼吸性碱中毒

26. 某病人血 pH 7.31，$PaCO_2$ 30mmHg，碳酸氢盐 14mmol/L，其酸碱平衡紊乱的类型是
A. 代谢性碱中毒　　B. 呼吸性碱中毒
C. 代谢性酸中毒　　D. 呼吸性酸中毒
E. 混合性酸碱平衡紊乱

27. 某病人血 pH 7.31，SB 19mmol/L，$PaCO_2$ 35mmHg，Na^+ 140mmol/L，Cl^- 103mmol/L，其酸碱平衡紊乱的类型是
A. 代偿性代谢性酸中毒　B. 高氯性代谢性酸中毒
C. AG 增大性代谢性酸中毒

D. 呼吸性酸中毒合并代谢性酸中毒
E. 呼吸性碱中毒合并代谢性碱中毒

【A2 型题】

28. 男，56 岁。结肠癌术后肠瘘 5 天，血压 90/60mmHg，pH 7.2，HCO_3^- 15mmol/L。该患者酸碱失衡类型是
A. 代谢性酸中毒　　B. 代谢性碱中毒
C. 呼吸性酸中毒　　D. 呼吸性碱中毒
E. 呼吸性酸中毒合并代谢性碱中毒

29. 女性，46 岁，反复呕吐 2 天，因幽门梗阻入院。血液电解质检查：K^+ 2.9mmol/L，Na^+ 130mmol/L，Cl^- 70mmol/L。病人最可能出现以下哪种电解质及酸碱平衡紊乱？
A. 低钾、高钠、低氯碱中毒
B. 低钾、低钠、低氯酸中毒
C. 低钾、低钠、高氯碱中毒
D. 低钾、低钠、低氯碱中毒
E. 低钾、高钠、高氯酸中毒

30. 患者，男，65 岁，因慢性肺气肿入院治疗，血气分析及电解质结果显示：pH 7.40，$PaCO_2$ 60mmHg，HCO_3^- 40mmol/L，Na^+ 140mmol/L，Cl^- 90mmol/L，可能被诊断为以下哪种酸碱平衡紊乱？
A. 呼吸性酸中毒合并代谢性酸中毒
B. 代偿性呼吸性酸中毒
C. 代谢性酸中毒合并代谢性碱中毒
D. 呼吸性酸中毒合并代谢性碱中毒
E. 代偿性代谢性酸中毒

31. 一糖尿病患者血气分析及电解质显示：pH 7.30，$PaCO_2$ 33mmHg，HCO_3^- 16mmol/L，Na^+ 140mmol/L，Cl^- 104mmol/L，K^+ 4.5mmol/L，该患者可能被诊断为以下哪种酸碱平衡紊乱？
A. 正常 AG 代谢性酸中毒
B. AG 增大代谢性酸中毒
C. AG 增大代谢性酸中毒合并代谢性碱中毒
D. 正常 AG 代谢性酸中毒合并呼吸性碱中毒
E. 正常酸碱平衡

32. 一患者因消化道溃疡并发幽门梗阻反复呕吐入院，血气分析显示：pH 7.49，$PaCO_2$ 40mmHg，HCO_3^- 16mmol/L，Na^+ 140mmol/L，Cl^- 104mmol/L，K^+ 4.5mmol/L，该患者可能被诊断为以下哪种酸碱平衡紊乱？
A. 代谢性酸中毒　　B. 代谢性碱中毒
C. 呼吸性酸中毒　　D. 呼吸性碱中毒
E. 以上均不是

33. 患者，女，64 岁，肺心病急性加重入院。血气分析显示：pH 7.21，$PaCO_2$ 75 mmHg，PaO_2 50mmHg，HCO_3^- 19.6mmol/L。该患者酸碱失衡类型是

A. 代谢性酸中毒　　　　　B. 代谢性碱中毒

C. 呼吸性酸中毒合并代谢性碱中毒

D. 呼吸性酸中毒

E. 呼吸性酸中毒合并代谢性酸中毒

34. 患者，男，65 岁，因全身肌肉无力入院，检测血糖 485 mg/dL，K^+ 8.2mmol/L，被诊断为糖尿病酮症酸中毒、高钾血症。除了血糖、K^+ 升高，以下哪一项实验室检测指标可能升高？

A. pH　　　　　　　　　B. HCO_3^-

C. $PaCO_2$　　　　　　　D. AG

E. Cl^-

35. 一溺水窒息患者的血气分析结果为 pH 7.15，$PaCO_2$ 80 mmHg，HCO_3^- 27mmol/L，以下哪一种酸碱平衡紊乱可能会出现？

A. 代谢性酸中毒　　　　　B. 代谢性碱中毒

C. 呼吸性酸中毒　　　　　D. 呼吸性碱中毒

E. 混合性酸中毒

36. 患者，女，45 岁，慢性肾功能衰竭 5 年，患者血气分析结果：pH 7.25，$PaCO_2$ 30mmHg，HCO_3^- 17mmol/L，最有可能出现以下哪一种酸碱平衡紊乱？

A. 呼吸性酸中毒　　　　　B. 呼吸性碱中毒

C. 代谢性酸中毒　　　　　D. 代谢性碱中毒

E. 以上都不是

37. 患者，女性，72 岁，入院后血气分析示：pH 7.32，$PaCO_2$ 75mmHg，HCO_3^- 38mmol/L，根据血气变化，患者最可能患有以下哪种疾病？

A. 急性胃肠炎　　　　　　B. 慢性阻塞性肺疾病

C. 慢性肾功能衰竭　　　　D. 幽门梗阻

E. 急性窒息

38. 患者，女，53 岁，因肝性脑病入院，血气检测结果：pH 7.48，$PaCO_2$ 23.5mmHg，HCO_3^- 20.1mmol/L，最可能发生以下哪种酸碱平衡紊乱？

A. 呼吸性酸中毒　　　　　B. 呼吸性碱中毒

C. 代谢性酸中毒　　　　　D. 代谢性碱中毒

E. 混合性碱中毒

39. 患者，男性，56 岁，慢性肾功能衰竭 7 年，因恶心，频繁呕吐急诊入院，血气及电解质检查结果如下：pH 7.40，$PaCO_2$ 45mmHg，HCO_3^- 26mmol/L，Na^+ 143mmol/L，Cl^- 96mmol/L，可能被诊断为以下哪种酸碱平衡紊乱？

A. 代谢性酸中毒　　　　　B. 代谢性碱中毒

C. 呼吸性酸中毒　　　　　D. 呼吸性碱中毒

E. 代谢性酸中毒合并代谢性碱中毒

40. 患者，女，25 岁，1 型糖尿病史 5 年，今日出现恶心，呕吐，乏力紧急入院，后被诊断为酮症酸中毒。血气分析显示：pH 7.05，BE −18.3mmol/L。ECG 显示：心率减慢，房室传导阻滞，心脏超声提示左心室射血分数降低，引起患者心功能异常的机制不包括：

A. H^+ 竞争性抑制钙与肌钙蛋白亚单位结合

B. H^+ 抑制钙内流

C. H^+ 影响心肌细胞肌浆网释放钙

D. 低钾血症

E. 高钾血症

41. 男，36 岁，因家人发现其睡觉时呼吸暂停就诊。患者接受了多导睡眠监测和通气反应测试，以确定他的睡眠呼吸暂停的程度和原因。以下哪项变化刺激了中央化学感受器的活性？

A. 流经大脑的血液的 PCO_2 升高

B. 流经大脑的血液中的 PO_2 减少

C. 脑脊液 pH 升高

D. 周围脑组织的代谢率降低

E. 低氧血症，高碳酸血症和代谢性酸中毒

42. 一名学生到急诊室就诊，严重呕吐和体位性低血压 2 天。该患者最可能出现以下哪些异常？

A. 低钾血症，低氯血症和代谢性酸中毒

B. 低钾血症，低氯血症和代谢性碱中毒

C. 高钾血症，高氯血症和代谢性碱中毒

D. 正常的血清电解质和代谢性酸中毒

E. 正常血清电解质和代谢性碱中毒

【B 型题】

A. 缓冲能力强，但易影响血 K^+ 浓度

B. 缓冲作用慢，但最持久有效

C. 缓冲作用最迅速

D. 缓冲作用快，但只调节血 $[H_2CO_3]$

E. 缓冲作用强，但只能缓冲固定酸

43. 血浆缓冲系统

44. 碳酸氢盐缓冲系统

45. 肺的调节

46. 细胞内外离子交换

47. 肾的调节

A. $PaCO_2$ 减少　　　　　B. $PaCO_2$ 增高

C. pH 正常　　　　　　　D. $[HCO_3^-]$ 减少

E. $[HCO_3^-]$ 增高

48. 无酸碱平衡紊乱时
49. 代偿性酸碱平衡紊乱时
50. 混合性酸中毒与碱中毒合并存在且程度相等时

A. 肾小管重吸收 HCO_3^- 减少
B. 肾小管重吸收 HCO_3^- 增加
C. 肾小管重吸收 HCO_3^- 不变
D. 肾小管泌 NH_3 减少
E. 肾小管重吸收水减少

51. 当 $PaCO_2$ 增高时
52. 当碳酸酐酶活性增加时
53. 当血钾浓度降低时

A. pH　　　　　　　B. $PaCO_2$
C. BB　　　　　　　D. SB
E. AG

54. 反映血液酸碱度变化的指标是
55. 反映血浆 $[H_2CO_3]$ 变化的指标是
56. 反映血浆 $[HCO_3^-]$ 变化的指标是
57. 反映血液中所有缓冲阴离子总量变化的指标是

（二）多项选择题

1. 属于固定酸的有
A. 乳酸　　　　　　B. 碳酸
C. 乙酰乙酸　　　　D. 磷酸
E. 丙酮酸

2. 反映血浆酸碱度的主要指标是
A. pH　　　　　　　B. HCO_3^-
C. $PaCO_2$　　　　　D. H^+
E. BE

3. 纠正酸中毒的常用药物有
A. 碳酸氢钠　　　　B. 三羟甲基氨基甲烷
C. 多巴胺　　　　　D. 乳酸钠
E. 肾上腺素

4. 有 AG 增高的代谢性酸中毒是
A. 腹泻　　　　　　B. 休克
C. 糖尿病酮症酸中毒　D. 轻中度肾功能衰竭
E. 高钾血症

5. 肾功能衰竭引起代谢性酸中毒的机制是
A. 肾小管细胞泌 H^+、产 NH_3 减少
B. $NaHCO_3$ 重吸收减少
C. HPO_4^{2-}、SO_4^{2-} 等滤过减少
D. 乳酸生成增多
E. 排钾减少引起高钾血症

6. 代谢性酸中毒对心血管功能的影响包括
A. 微循环缺血　　　　B. 心肌收缩力减弱

C. 心律失常
D. Ca^{2+} 与肌钙蛋白受体结合减少
E. 血压下降

7. 代谢性碱中毒时可表现
A. 烦躁不安、意识障碍　B. 缺氧
C. 呼吸变浅变慢　　　　D. 手足抽搐、惊厥
E. 低钾血症

（三）判断题

1. 阴离子间隙的含义是血浆中可以测定的阴离子和可测定的阳离子差值。（　　）
2. 急性代谢性酸中毒时，机体的代偿方式主要依靠肺的代偿。（　　）
3. 代偿性代谢性酸中毒时，血浆 HCO_3^- 浓度和 pH 明显降低。（　　）
4. 呼吸性酸中毒时主要依靠血浆缓冲系统进行代偿调节。（　　）
5. 酸中毒往往引起高钾血症，碱中毒可引起低钾血症。（　　）
6. 任何引起肺通气过度的因素均可引起呼吸性碱中毒。（　　）
7. pH 正常时肯定无酸碱平衡紊乱发生。（　　）
8. 轻度酸中毒时心率加快，严重酸中毒时心率减慢。（　　）
9. 代谢性酸中毒可使血管收缩，血压升高。（　　）
10. 呼吸性酸中毒时 CO_2 引起脑血管扩张，颅内压增高。（　　）

（四）问答题

1. 剧烈呕吐易引起何种酸碱平衡紊乱？试分析其发生机制。
2. 试述钾代谢障碍与酸碱平衡紊乱的关系，并说明尿液的变化。
3. 某慢性肺心病人，其血气分析和电解质测定结果如下：pH 7.40，$PaCO_2$ 67mmHg（8.9kPa），HCO_3^- 40mmol/L，血 Na^+ 140mmol/L，Cl^- 90mmol/L，问：该患者发生了何种类型的酸碱平衡紊乱？

四、参考答案及解析

（一）单项选择题

【A1 型题】
1.［答案］A
［题解］BE 正值表示 BB 有剩余，提示代谢性碱

中毒和慢性呼吸性酸中毒；BE 负值表示 BB 不足，提示代谢性酸中毒和慢性呼吸性碱中毒。

2. [答案] B

[题解] HCO_3^- 是代谢性因素，原发性增高，引起 pH 升高，是代谢性碱中毒。

3. [答案] C

[题解] H_2CO_3 是呼吸性因素，原发性增高，引起 pH 降低，是呼吸性酸中毒。

4. [答案] B

[题解] 代谢性碱中毒时呼吸变浅变慢，肺通气减少，CO_2 呼出减少，导致 H_2CO_3 继发性增高。

5. [答案] A

[题解] 代谢性酸中毒时呼吸变深变快，肺通气增加，CO_2 呼出增加，导致 H_2CO_3 继发性降低。

6. [答案] D

[题解] 呕吐时，胃液中 H^+ 丢失，不能中和胰液，胰液中的 HCO_3^- 被吸收入血，导致代谢性碱中毒。

7. [答案] B

[题解] 酸碱平衡紊乱时，组织细胞的调节作用主要是细胞内外 H^+-K^+ 交换。

8. [答案] E

[题解] 代谢性酸中毒时 BE（碱剩余）负值增大。

9. [答案] B

[题解] 代谢性酸中毒时 H^+ 负荷过多，HCO_3^- 减少，机体要加强排酸保碱以恢复正常，泌 H^+、泌 NH_3 及重吸收 HCO_3^- 增加。

10. [答案] E

[题解] Cl^- 为已测定阴离子。AG= 未测定阴离子–未测定阳离子。

11. [答案] C

[题解] 轻度肾功能衰竭时 GFR 下降不明显，虽有 HCO_3^- 丢失使血中 HCO_3^- 浓度降低，但是 HPO_4^{2-}、SO_4^{2-} 等酸根阴离子尚无积聚，故 AG 正常。

12. [答案] B

[题解] 酮症酸中毒时 β-羟丁酸、乙酰乙酸增多，未测定阴离子增多，故 AG 增高。

13. [答案] C

[题解] 轻度肾功能衰竭时 GFR 下降不明显，HPO_4^{2-}、SO_4^{2-} 等酸根阴离子尚无积聚，此时的酸中毒主要是由于肾小管上皮细胞分泌 NH_3 障碍，是 H^+ 分泌减少所致。

14. [答案] C

[题解] 严重肾功能衰竭时 GFR 明显下降，固定酸堆积，血中 HCO_3^- 浓度降低，但是 Cl^- 无明显变化，故 AG 正常。

15. [答案] A

[题解] 碳酸氢钠溶液进入体液后，即离解为 Na^+ 和 HCO_3^-；HCO_3^- 与体液中的 H^+ 化合成 H_2CO_3，再离解为 H_2O 和 CO_2；CO_2 自肺部排出，体内 H^+ 减少，可改善酸中毒。Na^+ 留于体内，可提高细胞外液渗透压和增加血容量。

16. [答案] D

[题解] 单纯的弥散障碍时，只有 O_2 减少，血中 CO_2 无明显变化。

17. [答案] B

[题解] 肺通气障碍是呼吸性酸中毒的原因，血浆非碳酸氢盐碱性物质的缓冲能力很弱，肾脏的缓冲作用发挥缓慢，所以这些因素都不是急性呼吸性酸中毒的主要代偿机制。急性呼吸性酸中毒时机体的主要代偿机制是细胞内外离子交换以及细胞内缓冲体系的缓冲。

18. [答案] D

[题解] 急性呼吸性酸中毒时 CO_2 增多，导致生成的 HCO_3^- 比标准状态下的要多，故 AB > SB。

19. [答案] D

[题解] 肾脏代偿作用发挥慢，在急性期不及发挥作用。

20. [答案] D

[题解] 肺通气障碍是呼吸性酸中毒的原因，所以肺已不能发挥代偿作用。

21. [答案] E

[题解] AB 为实际碳酸氢盐，是指在隔绝空气的条件下，在实际 $PaCO_2$、体温和血氧饱和度条件下测得的血浆 HCO_3^- 浓度，因而受呼吸和代谢两方面的影响。

22. [答案] D

[题解] 急性呼吸性酸中毒患者中枢神经系统的功能异常较为明显，早期有头痛、不安、焦虑等，进一步可出现震颤、精神错乱及嗜睡等。这与 CO_2 潴留、脑血管扩张和脑脊液 pH 明显下降有关。

23. [答案] C

[题解] 缺钾性碱中毒患者肾小管上皮细胞内钾缺乏，导致肾小管上皮细胞内氢离子与管腔中钠离子交换增强，尿液呈酸性，而此时细胞外液是碱中毒，所以是反常。

24. [答案] B

[题解] 碱中毒 pH 增高时，血清中游离型钙减少而结合型钙增加，患者神经肌肉应激性亢进，易

出现手足抽搐。

25. [答案] B

[题解] 呼吸性酸中毒的主要原因是通气不足，呼吸性碱中毒的主要原因是通气过度，显然两种情况不可能同时在同一机体出现。

26. [答案] C

[题解] 患者 pH、$PaCO_2$ 和 AB 数值均低于正常，符合单纯性代谢性酸中毒的规律，患者 pH 降低系原发性 HCO_3^- 减少所致，$PaCO_2$ 降低系酸中毒引起呼吸代偿所致。

27. [答案] C

[题解] 根据病人 pH 可知病人发生了酸中毒，根据 AG 计算公式：$AG=Na^+-(HCO_3^-+Cl^-)$ 得：$AG=140-(19+103)=18mmol/L$，高于 $AG12±2mmol/L$ 的正常值范围，显然患者发生了 AG 增大型代谢性酸中毒。无病史资料无法判断是否为混合型酸碱平衡紊乱。

【A2 型题】

28. [答案] A

[题解] 血液 pH 正常值为 7.35 ～ 7.45，患者 pH 7.2 为酸中毒。HCO_3^- 正常值为 22 ～ 27mmol/L，是代谢性因素，患者 HCO_3^- 15mmol/L，减少，结合病史为碱性肠液丢失过多，原发性 HCO_3^- 减少，引起 pH 下降的代谢性酸中毒。

29. [答案] D

[题解] 幽门梗阻引起反复呕吐，胃液大量丢失，引起低钾（正常值为 3.5 ～ 5.5mmol/L），低钠（正常值为 130 ～ 150mmol/L），低氯（正常值为 95 ～ 105mmol/L）。丢失 H^+，引起代谢性碱中毒。

30. [答案] D

[题解] 患者有慢性阻塞性肺疾病，可能会有呼吸性酸中毒。血气分析显示 $PaCO_2$ 60mmHg，升高（正常值平均 40mmHg），符合呼吸性酸中毒，同时继发性 HCO_3^- 升高（正常值 22 ～ 27mmHg），但是还需要确定 HCO_3^- 是否在预计代偿范围内，根据慢性呼吸性碱中毒代偿预计计算公式，$\Delta[HCO_3^-]\uparrow=0.4\Delta PaCO_2±3$，此患者应为 $0.35×(60-40)±3$ 为 4 ～ 10，也就是 HCO_3^- 预计代偿最大变化值为 34，患者实际 HCO_3^- 40mmol/L，已超出代偿预计范围，同时合并代谢性碱中毒。

31. [答案] B

[题解] 严重糖尿病患者可出现酮症酸中毒，体内固定酸增多，引起 HCO_3^- 减少，出现代谢性酸中毒，此患者 $AG=UA-UC=Na^+-(Cl^-+HCO_3^-)=140-$

$(104+16)=20mmol/L$，AG 正常值范围是 10 ～ 14，此患者为 AG 增大代谢性酸中毒。按代谢性酸中毒代偿预计值公式计算，$PaCO_2$ 在预计值范围内，故 $PaCO_2$ 为继发性减少。

32. [答案] B

[题解] 严重呕吐可引起胃液 H^+ 丢失，HCO_3^- 不能被中和，在血液中升高，引起 pH 升高，为代谢性碱中毒。

33. [答案] E

[题解] 此患者肺心病急性加重，最有可能为呼吸衰竭引起呼吸性酸中毒，$PaCO_2$ 升高，PaO_2 降低，严重缺氧并发代谢性酸中毒，HCO_3^- 继发性降低。

34. [答案] D

[题解] 糖尿病酮症酸中毒是由于体内酮体生成增多，引起固定酸产生增多，消耗 HCO_3^-，引起 AG 增大型代谢性酸中毒，Cl^- 不变，如失代偿，则 pH 降低，$PaCO_2$ 继发性减少。

35. [答案] C

[题解] 根据病人溺水窒息的病史，病人必然有呼吸性酸中毒，此病人是否合并代谢性酸中毒，可根据计算 HCO_3^- 水平是否在 $PaCO_2$ 增高引起的变化范围内来判断。

$$\Delta HCO_3^-=\Delta PaCO_2×0.07±1.5$$
$$=(80-40)×0.1±1.5$$
$$=4±1.5mmol/L$$

预计 $HCO_3^-=$ 正常 $HCO_3^-±\Delta HCO_3^-$
$$=24+4±1.5=28±1.5mmol/L$$

由于实测 HCO_3^- 为 27mmol/L，在此范围内，可判断患者发生了急性呼吸性酸中毒，未合并代谢性酸中毒。

36. [答案] C

[题解] 慢性肾功能衰竭可引起肾脏排 H^+ 障碍，体内固定酸增多，消耗 HCO_3^-，引起代谢性酸中毒，$PaCO_2$ 继发性减少。

37. [答案] B

[题解] 患者 $PaCO_2$ 急剧升高，HCO_3^- 继发性升高，可能是慢性呼吸性酸中毒所致，最有可能是由于慢性阻塞性肺疾病引起。

38. [答案] B

[题解] 肝性脑病患者通常伴有血氨升高，血氨浓度升高可直接刺激呼吸中枢，引起过度通气，CO_2 排出过多，引起呼吸性碱中毒。

39. [答案] E

[题解] 患者有慢性肾功能衰竭，固定酸排出减少，

AG 值升高，可能有代谢性酸中毒，但 pH 正常，HCO_3^- 正常，说明存在两种相消的酸碱紊乱。此次患者因频繁呕吐入院，大量丢失 H^+，合并代谢性碱中毒。

40. [答案] D

[题解] 酸中毒时对心率、心律及心肌收缩力的影响主要是与高钾血症、H^+ 抑制钙内流、H^+ 影响心肌细胞肌浆网释放钙、H^+ 竞争性抑制钙与肌钙蛋白亚单位结合等原因造成的。

41. [答案] A

[题解] 中枢化学感受器敏感的有效刺激是氢离子、二氧化碳，对缺氧不敏感。

42. [答案] B

[题解] 胃液中含有较高浓度氢、钾和氯，剧烈呕吐或引流引起的胃液流失会导致血浆中这些电解质的丢失。脱水造成醛固酮分泌增多，肾小管重吸收钠水增多，排氢、钾增多。

【B 型题】

43-47. [答案] CEDAB

[题解] 血浆为细胞外液，对酸碱失衡反应最快，缓冲作用最迅速。碳酸氢盐缓冲系统缓冲作用强，但只能缓冲固定酸，不能缓冲挥发性酸碳酸。肺的调节缓冲作用快，但只能通过调节通气量而调节血 $[H_2CO_3]$。细胞内外离子交换缓冲能力强，但易影响血 K^+ 浓度。肾的调节缓冲作用慢，但最持久有效。

48-50. [答案] CCC

[题解] 无酸碱平衡紊乱、代偿性酸碱平衡紊乱及混合性酸中毒与碱中毒合并存在且程度相等时，pH 正常。

51-53. [答案] BBB

[题解] $PaCO_2$ 增高时，肾小管重吸收 HCO_3^- 增加，HCO_3^- 继发性增高。碳酸酐酶活性增加时，肾小管上皮细胞生成 H^+ 和 HCO_3^- 增多，排 H^+ 与重吸收 HCO_3^- 增多。当血钾浓度降低时，原始病因为低钾血症，肾小管排 K^+ 减少，排 H^+ 与重吸收 HCO_3^- 增多。

54-57. [答案] ABDC

[题解] 反映血液酸碱度变化的指标是 pH。反映血浆 $[H_2CO_3]$ 变化的指标是 $PaCO_2$。反映血浆 $[HCO_3^-]$ 变化的指标是 SB。反映血液中所有缓冲阴离子总量变化的指标是 BB。

（二）多项选择题

1. [答案] ACDE

[题解] 除了碳酸是挥发性酸，其余均为固定酸。

2. [答案] AD

[题解] pH 是 H^+ 浓度的负对数，当血浆 pH < 7.35 即 H^+ 浓度 > 45mmol/L 时，为酸中毒；当血浆 pH > 7.45 即 H^+ 浓度 < 35mmol/L 时为碱中毒。

3. [答案] ABD

[题解] 酸中毒尤其代谢性酸中毒时，常给机体补充碱性药物，首选的碱性药物是碳酸氢钠，其他碱性药物乳酸钠，三羟甲基氨基甲烷也较常使用。

4. [答案] BC

[题解] 休克患者循环障碍可发生乳酸增多，糖尿病患者胰岛素分泌不足，脂肪分解加速，可发生酮体增多。乳酸和酮体增多使有机阴离子增多，AG 值增大。腹泻主要是 HCO_3^- 丢失，轻中度肾功能衰竭主要是泌 H^+ 减少，阴离子物质在体内增高不明显。

5. [答案] ABCE

[题解] 轻中度肾功能衰竭时肾小管泌 H^+、NH_3 减少，严重肾功能衰竭时 $NaHCO_3$ 重吸收减少，HPO_4^{2-}、SO_4^{2-} 等滤过也明显减少。加上排钾减少导致高钾血症，发生细胞内外离子交换，与酸中毒互为因果。

6. [答案] BCDE

[题解] 代谢性酸中毒时 H^+ 与 Ca^{2+} 竞争性与肌钙蛋白受体结合，使 Ca^{2+} 与肌钙蛋白受体结合减少，心肌收缩力减弱；酸中毒可继发高钾血症导致心脏传导阻滞和室颤等心律失常。代谢性酸中毒时通常引起微循环淤滞而不是缺血，这是因为 H^+ 主要使毛细血管前括约肌对儿茶酚胺的反应性降低，血管扩张，血压下降。

7. [答案] ABCDE

[题解] 代谢性碱中毒时抑制性神经递质 γ-氨基丁酸生成减少，机体可有烦躁不安等中枢神经系统症状，碱中毒时，血红蛋白氧解离曲线左移，可有组织供氧不足，碱中毒时血浆游离钙减少，可致手足抽搐；碱中毒时血钾入胞增多且肾小管泌 K^+ 增多，机体可有低钾血症表现。

（三）判断题

1. [答案] ×

[题解] 阴离子间隙的含义是血浆中未测定的阴离子和未测定的阳离子量的差值。

2.［答案］√

［题解］急性代谢性酸中毒时，因发病急，其他系列的酸碱平衡调节机制来不及发挥作用，只有肺的代偿。

3.［答案］×

［题解］代偿性代谢性酸中毒时，通过机体的代偿调节，尤其是肾脏的排酸保碱作用，使原发性降低的 HCO_3^- 浓度增高。保持 pH 相对正常。

4.［答案］×

［题解］因呼吸性酸中毒时，肺不能发挥代偿作用，而血浆缓冲系统、磷酸缓冲系统又较弱，主要靠细胞内外离子交换和红细胞内缓冲作用进代偿调节。

5.［答案］√

［题解］酸碱平衡紊乱与钾代谢变化密切相关，互为因果。

6.［答案］√

［题解］呼吸性碱中毒时指血中 H_2CO_3 原发性减少，肺通气过度是引起呼吸性碱中毒的基本发生机制。

7.［答案］×

［题解］pH 正常时，可见于正常机体，代偿性酸碱平衡紊乱及混合相消型酸碱平衡紊乱。

8.［答案］√

［题解］轻度酸中毒时 H^+ 对外周化学感受器刺激作用加强，反射性引起交感-肾上腺髓质系统兴奋，心率加快。严重酸中毒时心率减慢可能与继发的高钾血症有关。

9.［答案］×

［题解］代谢性酸中毒可降低血管对儿茶酚胺的敏感性使血管扩张，血压下降。

10.［答案］√

［题解］呼吸性酸中毒时大量 CO_2 进入脑内可直接作用于脑血管使之扩张。

（四）问答题

1.［答题要点］代谢性碱中毒。

（1）剧烈呕吐时，胃液中 H^+ 丢失，不能中和胰液，胰液中的 HCO_3^- 被吸收入血，使血浆 HCO_3^- 浓度升高。

（2）失 Cl^-：引起低氯性碱中毒。

（3）失 K^+：引起低钾性碱中毒。

（4）失液：有效循环血量减少，醛固酮分泌增多，引起代谢性碱中毒。

2.［答题要点］低血钾 ←→ 代谢性碱中毒，反常性酸尿；高血钾 ←→ 代谢性酸中毒，反常性碱尿。（详见钾代谢障碍章节）

3.［答题要点］根据病史和 $PaCO_2$ 指标可推测存在呼吸性酸中毒。根据病史，缺氧时还可发生乳酸性酸中毒，但根据 AG 值测定 AG=140-(90+40)=10mmol/L，可排除该患者有代谢性酸中毒。根据病人 pH 在正常范围，可推测病人发生了代偿性呼吸性酸中毒或者病人发生了呼吸性酸中毒合并代谢性碱中毒，若是代偿性呼吸性酸中毒，则 HCO_3^- 代偿升高的值应等于实测值，若患者合并有代谢性碱中毒，则实测值应大于 HCO_3^- 代偿升高的值。慢性呼吸性酸中毒时 HCO_3^- 的预计值应等于：

$\Delta HCO_3^-=24+0.4\times\Delta PaCO_2\pm3$

$=24+0.4\times(67-40)\pm3$

$=24+(10.8\pm3)$

$=31.8\sim37.8mmol/L$

因为实测 HCO_3^- 为 40mmol/L，超过预测范围的最高值，说明患者除存在呼吸性酸中毒外，还存在代谢性碱中毒。

（张　颖[1]）

第五章 缺 氧

一、学习要求与主要内容

（一）目的要求

A. 知识目标

1. 能够描述常用血氧指标（包括血氧分压、血氧容量、血氧含量、血氧饱和度等）的意义和影响因素。

2. 能够阐述缺氧、发绀和肠源性发绀的概念。

3. 根据氧气运输利用各环节的关系，能够说明各型缺氧的原因、发病机制和血氧变化的特点。

4. 能够解释缺氧时机体功能及代谢变化的规律与机制。

B. 技能目标

1. 能够结合病例判断缺氧的类型，分析缺氧的原因和机制。

2. 能够梳理四型缺氧的内在联系。

3. 能够绘制缺氧的思维导图。

C. 情感、态度和价值观目标

1. 通过研究历史的介绍，培养学生对科学问题的探索精神和严谨实验的科学观。

2. 结合高原缺氧适应的研究进展，让学生了解基本的科研模式，培养科研思维，激发科研兴趣。

3. 通过感受高海拔地区哨所官兵为保家卫国常年忍受缺氧环境，增强学生无私奉献的精神。

（二）主要内容

1. 基本概念 缺氧、低张性缺氧、血液性缺氧、循环性缺氧、组织性缺氧、发绀、肠源性发绀。

2. 各型缺氧的原因、血氧变化特点及发生机制

（1）低张性缺氧：①原因：吸入气氧分压过低，外呼吸功能障碍，静脉血分流入动脉；②血氧变化的特点：动脉血氧分压、动脉血氧饱和度及动脉血氧含量均降低，血氧容量正常或增高，动-静脉血氧含量差降低或正常。

（2）血液性缺氧：①原因：血红蛋白含量减少，血红蛋白性质改变；②血氧变化的特点：动脉血氧分压、动脉血氧饱和度正常，血氧容量、动脉血氧含量及动-静脉血氧含量差降低。

（3）循环性缺氧：①原因：全身性循环障碍、局部性循环障碍。②血氧变化的特点：动脉血氧分压、血氧容量、动脉血氧饱和度及动脉血氧含量均正常；动-静脉血氧含量差升高。

（4）组织性缺氧：①原因：组织中毒、呼吸酶合成减少、线粒体损伤。②血氧变化的特点：动脉血氧分压、血氧容量、动脉血氧饱和度及动脉血氧含量均正常；动-静脉血氧含量差减小。

3. 缺氧时机体的功能代谢变化

（1）呼吸系统的变化：肺通气量增大，高原肺水肿，中枢性呼吸衰竭。

（2）循环系统的变化：心脏功能和结构变化，血流分布改变，肺循环的变化，组织毛细血管增生。

（3）血液系统的变化：红细胞和血红蛋白增多，红细胞内 2,3-DPG 增多。

（4）中枢神经系统的变化：脑水肿。

（5）组织细胞的变化：代偿适应性变化，损伤性变化。

4. 缺氧治疗的病理生理基础。

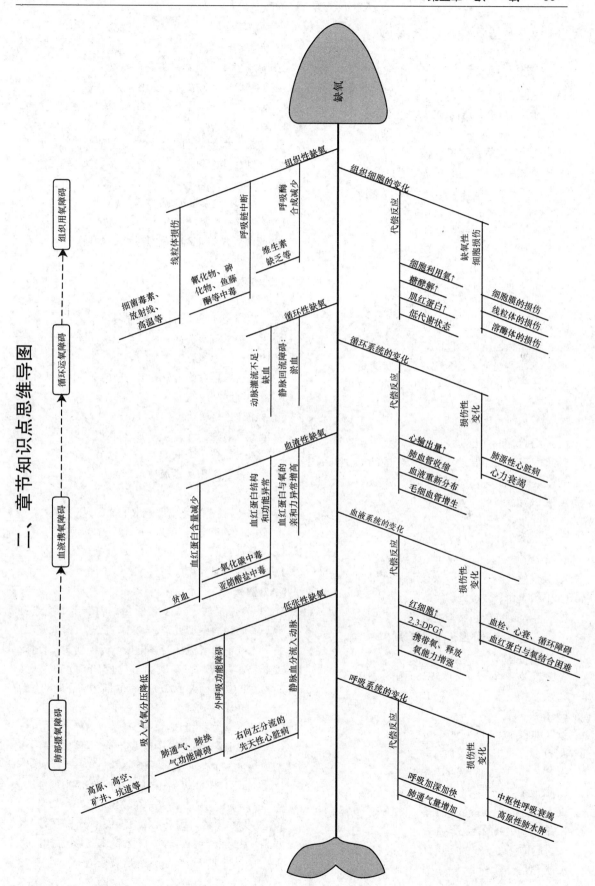

二、章节知识点思维导图

三、复习思考题

（一）单项选择题

【A1 型题】

1. 影响动脉血氧分压高低的主要因素是
A. 血红蛋白的含量 　　　B. 组织供血
C. 血红蛋白与氧的亲和力
D. 肺呼吸功能
E. 线粒体氧化磷酸化酶活性

2. 影响动脉血氧容量的主要因素是
A. 细胞摄氧的能力 　　　B. 血红蛋白含量
C. 动脉血 CO_2 分压 　　　D. 动脉血氧分压
E. 红细胞内 2,3-DPG 含量

3. P_{50} 升高见于下列哪种情况
A. 氧离曲线左移 　　　B. 血温降低
C. 血液 H^+ 浓度升高 　　　D. 血 K^+ 升高
E. 红细胞内 2,3-DPG 含量减少

4. 检查动-静脉血氧含量差主要反映的是
A. 吸入气氧分压 　　　B. 肺的通气功能
C. 肺的换气功能
D. 血红蛋白与氧的亲和力
E. 组织摄取和利用氧的能力

5. 室间隔缺损伴肺动脉高压患者的动脉血氧变化的最主要特征是
A. 血氧容量降低 　　　B. P_{50} 降低
C. 动脉血氧分压降低 　　　D. 动脉血氧饱和度降低
E. 动-静脉血氧含量差减小

6. 循环性缺氧可由下列何种原因引起
A. 大气供氧不足 　　　B. 血中红细胞数减少
C. 组织供血量减少
D. 血中红细胞数正常但血红蛋白减少
E. 肺泡弥散到循环血液中的氧量减少

7. 易引起血液性缺氧的原因是
A. 氰化物中毒 　　　B. 亚硝酸盐中毒
C. 硫化物中毒 　　　D. 砒霜中毒
E. 甲醇中毒

8. 红细胞内 2,3-DPG 增多可引起
A. 动脉血氧饱和度增加
B. 血红蛋白与氧的亲和力增加
C. 血液携带氧的能力增加
D. 红细胞向组织释放氧增多
E. 细胞利用氧的能力增加

9. 引起循环性缺氧的疾病有
A. 肺气肿 　　　B. 贫血

C. 动脉痉挛 　　　D. 一氧化碳中毒
E. 维生素 B_1 缺乏

10. 氰化物中毒时血氧变化的特征是
A. 血氧容量降低 　　　B. 动脉血氧含量降低
C. 动脉血氧分压降低 　　　D. 动脉血氧饱和度降低
E. 动-静脉血氧含量差降低

11. 缺氧时氧解离曲线右移的最主要原因是
A. 血液 H^+ 浓度升高 　　　B. 血浆 CO_2 分压升高
C. 血液温度升高
D. 红细胞内 2,3-DPG 增加
E. 血红蛋白与氧的亲和力增加

12. 吸氧疗法对下列哪种疾病引起的缺氧效果最好
A. 肺水肿 　　　B. 失血性休克
C. 严重贫血 　　　D. 氰化物中毒
E. 亚硝酸盐中毒

13. 高压氧治疗缺氧的主要机制是
A. 提高吸入气氧分压
B. 增加肺泡内氧弥散入血
C. 增加血红蛋白结合氧 　　　D. 增加血液中溶解氧量
E. 增加细胞利用氧

14. 血液性缺氧的原因为
A. 缺铁性贫血 　　　B. 心功能障碍
C. 吸入气氧分压降低
D. 氰化高铁细胞色素氧化酶形成
E. 维生素缺乏

15. 法洛四联症患儿出现缺氧的原因是
A. 吸入气的氧分压降低 　　　B. 肺气体交换障碍
C. 循环血量减少 　　　D. 动静脉血掺杂
E. 线粒体用氧功能障碍

【A2 型题】

16. 患者，男性，20 岁，学生。因于当日凌晨在地下室燃烧的壁炉旁昏倒，2 小时后被其家人发现，急诊入院。患者既往身体健康，无疾病史。查体：皮肤黏膜呈樱桃红，实验室检查 HbCO 30%。诊断为 CO 中毒。关于 CO 中毒的描述不正确的是
A. 2,3-DPG 生成减少，氧解离曲线左移
B. 形成碳氧血红蛋白，失去携带氧的能力
C. CO 与血红蛋白分子中某个血红素结合后，将增加其余 3 个血红素对氧的亲和力
D. 急性 CO 中毒使组织细胞利用氧的能力增强
E. CO 与 Hb 的亲和力是氧的 210 倍

17. 某男性患者，因恶心、呕吐 30 分钟入院。入院前中午烧菜时不慎将白色粉末状物当盐撒入菜中，半小时后患者不适出现。查体：呼吸 23

次/分，口唇、四肢青紫，呼吸急促，双肺闻及少许干性啰音。实验室检查 Hb125g/L，高铁血红蛋白定性试验（+），给予洗胃、输入维生素 C，亚甲蓝 60mg、5%GS40ml 缓慢静脉推注，约 30 分钟发绀减轻，2 小时后重复应用一次后发绀消失，消化道症状明显改善。

患者最可能出现的病理过程是

A. 缺血性缺氧　　　　B. 血液性缺氧

C. 淤血性缺氧　　　　D. 组织性缺氧

E. 低张性缺氧

18. 患儿 5 岁，体格发育迟缓就诊。患儿自幼出现唇、甲床青紫，活动后气促。查体：胸骨左缘第 2～3 肋间可闻及Ⅲ级收缩期杂音，经超声心动图证实为先天性心脏病，法洛四联症。该患儿唇、甲床青紫的原因是

A. 血红蛋白变性，导致血液性缺氧

B. 伴发局部感染，导致组织性缺氧

C. 肺淤血、肺水肿，导致低张性缺氧

D. 心输出量减少，导致循环性缺氧

E. 静脉血分流入动脉，导致低张性缺氧

19. 某患者的血气分析检查结果如下：动脉血氧分压 100mmHg，动脉血氧容量 20ml/dl，动脉血氧含量 19ml/dl，动-静脉血氧含量差 4ml/dl，该患者可能发生了

A. 低张性缺氧　　　　B. 缺血性缺氧

C. 组织性缺氧　　　　D. 血液性缺氧

E. 循环性缺氧

20. 某患者的血气分析检查结果如下：动脉血氧分压 100mmHg，血氧容量 12ml/dl，动脉血氧含量 11.4ml/dl，动-静脉血氧含量差 3.5ml/dl，该患者下列何种疾病可能性大

A. 慢性支气管炎　　　B. 硅肺

C. 慢性充血性心力衰竭　D. 慢性贫血

E. 严重维生素 B_2 缺乏

21. 患儿 4 岁，因不慎吞咽异物，忽然出现呼吸困难，吸气时尤为明显，皮肤黏膜发绀明显，家人发现后立即用海姆立克急救法处理，患儿吐出花生一颗，面色逐渐红润，皮肤黏膜发绀消失。

患者最可能出现的病理过程是

A. 血液性缺氧　　　　B. 缺血性缺氧

C. 淤血性缺氧　　　　D. 组织性缺氧

E. 低张性缺氧

22. 女性患者，26 岁，久居江苏，乘飞机抵达拉萨后发生缺氧，感头痛、胸闷，呼吸急促。查呼

吸 27 次/分，余无异常。此患者发生缺氧的主要原因是

A. 吸入气氧分压低　　B. 肺换气功能障碍

C. 肺循环血流减少　　D. 血液携氧能力低

E. 组织血流减少

23. 患者王某，不明原因昏迷急诊入院，急诊血气分析显示：动脉血氧分压 98mmHg，静脉血氧分压 60mmHg，血氧容量 10.8ml/dl，动脉血氧饱和度 97%，动-静脉血氧含量差 2.8ml/dl。此患者的缺氧类型可能为

A. 低张性缺氧和组织性缺氧

B. 低张性缺氧和循环性缺氧

C. 血液性缺氧和组织性缺氧

D. 血液性缺氧和循环性缺氧

E. 组织性缺氧和循环性缺氧

24. 某地矿井突然发生塌方，患者男性 29 岁，被困于通风不良的矿道中，出现急性缺氧，口唇、黏膜发绀明显，急性缺氧时可引起下列哪项变化

A. 冠脉收缩、脑血管收缩、肺血管扩张

B. 冠脉扩张、脑血管收缩、肺血管扩张

C. 冠脉扩张、脑血管扩张、肺血管扩张

D. 冠脉扩张、脑血管扩张、肺血管收缩

E. 冠脉收缩、脑血管扩张、肺血管收缩

25. 患者，女，35 岁，孕 36 周。近日感右下肢疼痛，不能行走。既往体健。查体右下肢肿胀明显、皮肤颜色加深，诊断右下肢深静脉血栓形成。此患者局部血管阻塞、局部循环障碍引起循环性缺氧。血氧指标最具特征性的变化是

A. 动脉血氧分压正常　B. 动脉血氧饱和度正常

C. 血氧容量正常　　　D. 动脉血氧含量正常

E. 动-静脉血氧含量差增大

26. 患者，男性，77 岁，反复发作咳嗽、咳痰，且症状逐年加重。体格检查：口唇、指尖部皮肤出现发绀，呼吸 28 次/分，胸廓略呈桶状，肋间隙增宽，双肺呼吸音粗。实验室检查：动脉血气分析结果 pH 7.35，PaO_2 42mmHg，$PaCO_2$ 45mmHg。诊断慢支炎、肺气肿。患者最可能出现的病理过程是

A. 低张性缺氧　　　　B. 循环性缺氧

C. 血液性缺氧　　　　D. 组织性缺氧

E. 淤血性缺氧

27. 患儿 6 岁，诊断重度维生素 B_1 缺乏，其所致的缺氧，血氧变化特点中哪项是错误的

A. 动脉血氧分压正常　B. 血氧饱和度正常

C. 血氧含量正常　　　　　D. 静脉血氧含量较高

E. 动-静脉血氧含量差大于正常

28. 患者女性，20 岁，支气管哮喘病史 5 年，支气管哮喘引起的缺氧中下列血氧变化特点哪项是错误的

A. 动脉血氧饱和度正常　　B. 动脉血氧含量降低

C. 静脉血氧分压降低　　　D. 动脉血氧分压降低

E. 动-静脉氧含量差正常或下降

29. 患者女性，45 岁，两小时前进食大量隔夜的蔬菜，感头昏、胸闷，恶心、呕吐数次入院。患者既往身体健康。体检：口唇、皮肤黏膜青紫，余无异常发现。入院后诊断亚硝酸盐中毒。亚硝酸盐中毒引起缺氧的机制是

A. 形成碳氧血红蛋白　　　B. 形成脱氧血红蛋白

C. 形成高铁血红蛋白

D. 形成氰化高铁细胞色素氧化酶

E. 形成还原型细胞色素氧化酶

30. 患者男性，31 岁，进洞穴探险后感头晕、头痛、心慌、胸闷半小时入院。入院查体：神志淡漠，口唇、皮肤黏膜发绀，心率 112 次/分。血气检查发现动脉血氧分压、动脉血氧含量、动脉血氧饱和度均降低，血氧容量正常。该患者发生的缺氧类型为低张性缺氧，其口唇、皮肤黏膜出现发绀的原因是

A. 脱氧血红蛋白增多　　　B. 氧合血红蛋白增多

C. 碳氧血红蛋白增多　　　D. 高铁血红蛋白增多

E. 血红蛋白减少

【B 型题】

(31 ～ 34)

A. 左心衰竭　　　　　　　B. 贫血

C. 静脉血经短路（分流）流入动脉

D. 氨中毒　　　　　　　　E. 氰化物中毒

31. 乏氧性缺氧可见于

32. 循环性缺氧可见于

33. 血液性缺氧可见于

34. 组织中毒性缺氧可见于

(35 ～ 38)

A. 动脉血氧分压正常、血氧含量正常、血氧容量正常

B. 动脉血氧分压正常、血氧含量降低、血氧容量降低

C. 动脉血氧分压正常、血氧含量降低、血氧容量正常

D. 动脉血氧分压正常、血氧含量正常、血氧容量降低

E. 动脉血氧分压降低、血氧含量降低、血氧容量正常

35. 乏氧性缺氧时

36. 血液性缺氧时

37. 循环性缺氧时

38. 组织中毒性缺氧时

（二）多项选择题

1. 关于血氧指标的正确描述是

A. 动脉血氧分压与外呼吸功能有关

B. 血氧容量反映血液的实际携氧量

C. 血氧含量取决于血红蛋白的质和量

D. 血氧饱和度反映血红蛋白与氧结合的程度

E. 动-静脉血氧含量差反映的是组织摄取氧的能力

2. 关于 P_{50} 的正确描述是

A. $PaCO_2$ 增加时 P_{50} 增加

B. P_{50} 是血氧饱和度为 50% 时的氧分压

C. P_{50} 随血红蛋白与氧的亲和力增加而升高

D. 血液 pH 降低，P_{50} 降低

E. 血温增高可使 P_{50} 增加

3. 代谢性碱中毒患者可能会出现哪些血氧变化

A. 血氧容量降低　　　　　B. 动脉血氧含量正常

C. P_{50} 降低　　　　　　　D. 动脉血氧分压降低

E. 血氧饱和度正常

4. 可观察到发绀的疾病是

A. 急性肺水肿　　　　　　B. 法洛四联症

C. 亚硝酸盐中毒　　　　　D. 肺源性心脏病

E. 氰化物中毒

5. 缺氧时 2,3-DPG 增多的机制是

A. 红细胞内游离 2,3-DPG 减少

B. 血液 pH 增高促进糖酵解

C. 2,3-DPG 分解减少

D. 血温降低使 2,3-DPG 生成增多

E. pH 降低使 2,3-DPG 生成增多

6. 碳氧血红蛋白对机体的危害有

A. 使氧离曲线右移　　　　B. 使氧离曲线左移

C. 本身无携氧能力　　　　D. 2,3-DPG 生成增多

E. 形成高铁血红蛋白

7. 动脉血氧分压与下列哪些因素有关

A. 吸入气氧分压　　　　　B. 外呼吸功能状态

C. 内呼吸功能状态　　　　D. 血红蛋白的质和量

E. 氧饱和度

（三）判断题

1. 低张性缺氧时弥散入组织细胞的氧减少，主要

是由于弥散的速度降低引起的。（　　）

2. 一氧化碳中毒的患者在体内和体外测得的血氧容量均是降低的。（　　）

3. 四种类型的缺氧中，只有循环性缺氧的动-静脉血氧含量差是增加的。（　　）

4. 缺氧时如果同时伴有氧合血红蛋白解离曲线的右移则可以导致机体的缺氧情况更加的严重。（　　）

5. P_{50} 反映了血红蛋白与氧的亲和力，与其成正比关系。（　　）

6. 发绀与缺氧必定同时存在。（　　）

7. 单纯的血液型缺氧时动脉血氧分压正常，又称等张性缺氧。（　　）

8. 久居高原者面颊部的"高原红"表现，是慢性缺氧时毛细血管增生的表现。（　　）

9. 细胞缺氧最早发生损伤的部位是细胞膜。（　　）

10. 血液重分布优先保证心、脑的血液供应。（　　）

（四）问答题

1. 什么是肠源性发绀，其血氧变化的特点和发生机制是什么？

2. 急性左心衰竭可引起哪种类型的缺氧？其血氧变化的特点和发生机制是什么？

3. 某患者，女，72 岁，在家做完饭后忘关天然气，半小时后晕倒，后被家人发现送往医院，患者平素身体健康。体检：体温 37.5℃，呼吸 21 次/分，脉搏 108 次/分，神志不清，口唇樱桃红色，血气检查指标为：动脉血氧分压 95mmHg，血氧容量 10.8ml/dl，动脉血氧饱和度 95%，HbCO 30%。试问：该患者为什么会晕倒？机制为何？

四、参考答案及解析

（一）单项选择题

【A1 型题】

1. ［答案］D

［题解］动脉血氧分压高低主要取决于吸入气的氧分压和肺的呼吸功能。

2. ［答案］B

［题解］血氧容量取决于血液中血红蛋白的含量及其与氧结合的能力。

3. ［答案］C

［题解］血液 H^+ 浓度升高使氧解离曲线右移，氧与血红蛋白亲和力降低，P_{50} 升高。

4. ［答案］E

［题解］血氧含量为 100ml 血液中实际含有的氧量，动-静脉氧含量差反映组织摄氧和利用氧的能力。

5. ［答案］C

［题解］室间隔缺损伴肺动脉高压患者血液会出现右向左的分流，属于低张性缺氧。该型缺氧最主要的特征性血氧指标变化为动脉血氧分压降低。

6. ［答案］

［题解］循环性缺氧是指组织器官血液灌流量减少或血流速度变慢而致的缺氧。

7. ［答案］B

［题解］当食用大量含硝酸盐的腌菜等食物后，硝酸盐经肠道细菌作用还原为亚硝酸盐，吸收入血后使大量血红蛋白被氧化，形成高铁血红蛋白血症，易引起血液性缺氧。而如氰化物、硫化物、砒霜、甲醇中毒易引起组织性缺氧。

8. ［答案］D

［题解］红细胞内 2,3-DPG 增多使氧解离曲线右移，血红蛋白与氧亲和力降低，红细胞向组织释放氧增多。

9. ［答案］C

［题解］引起循环性缺氧的是动脉痉挛；而肺气肿可引起低张性缺氧，贫血和一氧化碳中毒引起血液性缺氧，维生素 B_1 缺乏引起组织性缺氧。

10. ［答案］E

［题解］氰化物中毒引起的是组织性缺氧。由于组织对氧的利用减少，此时动脉血氧分压、血氧含量、血氧容量和血氧饱和度均正常，静脉血氧含量高于正常，动-静脉血氧含量差降低。

11. ［答案］D

［题解］缺氧会引起糖酵解增强，使红细胞内糖酵解的产物 2,3-DPG 增多。

12. ［答案］A

［题解］通过吸入氧分压较高的空气或纯氧治疗疾病的方法称为氧疗。氧疗对各种类型的缺氧均有一定的疗效，但对不同类型的缺氧疗效不尽相同。吸氧能有效提高肺泡气氧分压，促进氧在肺中的弥散与交换，提高动脉血氧分压、血氧含量和氧饱和度，因而对高原、高空缺氧以及因肺通气功能和（或）换气功能障碍等引起的低张性缺氧是非常有效的。

13. ［答案］D

［题解］高压氧疗可以使血浆中物理溶解的氧量增加，从而使动脉血氧含量增加。

14. ［答案］A

［题解］血液性缺氧是因为血红蛋白含量减少或血红蛋白性质改变。故符合选项为缺铁性贫血。

15. ［答案］D

［题解］法洛四联症患者由于存在右向左分流，未经氧合的静脉血掺入左心的动脉血中，导致低张性缺氧。

【A2 型题】

16. ［答案］D

［题解］CO 与 Hb 的亲和力是氧的 210 倍，CO 与 Hb 结合形成碳氧血红蛋白，失去携带氧的能力，当 CO 与血红蛋白分子中某个血红素结合后，将增加其余 3 个血红素对氧的亲和力，CO 还可抑制红细胞内糖酵解，使 2,3-DPG 生成减少，氧解离曲线左移。急性 CO 中毒还抑制和阻断呼吸链的电子传递，使氧化磷酸化过程受阻，使组织细胞利用氧的能力减弱。

17. ［答案］B

［题解］根据病史：患者有误食白色粉末史；症状：有消化道症状恶心呕吐；体征：呼吸 23 次/分，口唇、四肢青紫，呼吸急促，双肺闻及少许干性啰音；实验室检查：血红蛋白含量正常，但是高铁血红蛋白定性试验（+），说明血液中的高铁血红蛋白高于正常；治疗：亚甲蓝等有效。根据以上不难得出患者最可能是因亚硝酸钠中毒引起血液性缺氧。

18. ［答案］E

［题解］根据病史、症状、体征以及实验室检查结果，患者先天性心脏病，法洛四联症明确，由于右心压力高于左心，未经氧合的静脉血掺杂入左心的动脉血中，动脉血氧分压降低引起低张性缺氧；同时，动、静脉血中的脱氧血红蛋白浓度增高，当毛细血管血液中的脱氧血红蛋白浓度达到或超过 5g/dl 时，皮肤和黏膜可出现发绀。

19. ［答案］C

［题解］血氧检查结果提示：动脉血氧分压、动脉血氧容量、动脉血氧含量均正常，但是动-静脉血氧含量差降低，符合组织性缺氧的血氧变化特点。

20. ［答案］D

［题解］血氧检查结果提示：动脉血氧分压正常，但动脉血氧容量、血氧含量均下降，动-静脉血氧含量差缩小，符合血液性缺氧的血氧特点，故选慢性贫血。

21. ［答案］E

［题解］由病史不难得出，患儿因为气道异物出现

了吸气性呼吸困难和阻塞性通气不足，外呼吸功能障碍，肺泡气氧分压降低，引起低张性缺氧。

22. ［答案］A

［题解］江苏地处平原，拉萨地处高原。患者缺氧是因从平原乘飞机到达高原，随着海拔的增高，大气压下降，吸入气氧分压也相应降低，致使肺泡气氧分压降低，血氧分压降低引起低张性缺氧。

23. ［答案］C

［题解］根据血氧指标得出动脉血氧分压基本正常，血氧饱和度也正常，但血氧容量降低，故而推断存在血液性缺氧；静脉血氧分压为 60mmHg，较正常增高，其变化反映组织、细胞对氧的摄取和利用状态，说明组织、细胞对于氧的摄取和利用减少，静脉血氧分压增高、动-静脉血氧含量差降低故而推断存在组织性缺氧。

24. ［答案］D

［题解］急性缺氧对各器官血管的影响不尽相同，这是因为缺氧时一方面交感神经兴奋引起血管收缩，另一方面局部组织因缺氧产生的乳酸、腺苷等代谢产物使血管扩张，两种作用的结果决定器官的血管是收缩或是扩张。急性缺氧时心、脑血管扩张及血流量增加占优势，而肺、腹腔内脏、皮肤、四肢的血管均收缩，血流量减少。

25. ［答案］E

［题解］循环性缺氧是指组织器官血液灌流量减少或血流速度变慢而致的缺氧。由于毛细血管血流量少或血流缓慢，组织从单位容积血液中摄氧较多，因而静脉血氧含量低下，结果使动静脉氧含量差明显增大，这是其不同于其他各类型缺氧的血氧特征。单纯性循环性缺氧患者，动脉血氧分压、氧含量、氧容量及氧饱和度均可正常。

26. ［答案］A

［题解］患者患慢性支气管炎、肺气肿，出现通气功能障碍，导致动脉血氧分压降低，引起低张性缺氧。

27. ［答案］E

［题解］维生素 B₁ 是丙酮酸脱氢酶的辅酶成分，严重缺乏可影响氧化磷酸化过程而引起组织性缺氧。此时动脉血氧分压、血氧含量、血氧容量和血氧饱和度均正常。由于组织对氧的利用减少，静脉血氧分压和血氧含量高于正常，动-静脉血氧含量差减小。

28. ［答案］A

［题解］支气管哮喘因支气管管壁痉挛、肿胀、纤

维化、管腔内炎性渗出物增多，造成气道狭窄、阻力增加，存在阻塞性通气功能障碍，致使肺泡氧分压降低，动脉血氧分压降低，引起低张性缺氧。低张性缺氧时动脉血氧饱和度是下降的。

29.〔答案〕C

〔题解〕当食用大量隔夜蔬菜后，硝酸盐经肠道细菌作用还原为亚硝酸盐，吸收入血后使大量血红蛋白被氧化，形成高铁血红蛋白。高铁血红蛋白血症导致血红蛋白结合氧及释放氧困难，引起血液性缺氧。

30.〔答案〕A

〔题解〕洞穴空气稀薄，患者发生低张性缺氧，动、静脉血中的脱氧血红蛋白浓度增高，当毛细血管中血液脱氧血红蛋白浓度达到或超过 5g/dl 时，皮肤和黏膜呈青紫色，称为发绀。

【B型题】

31.〔答案〕C

〔题解〕乏氧性缺氧可见于静脉血经短路（分流）流入动脉。由于右心压力高于左心，未经氧合的静脉血掺入左心的动脉血中，导致动脉血氧分压和血氧含量降低，导致低张性缺氧。

32.〔答案〕A

〔题解〕左心衰竭患者心输出量减少，向全身各组织器官运送的氧量减少而引起循环性缺氧。

33.〔答案〕B

〔题解〕贫血患者血红蛋白含量减少使血液携氧能力降低而引起血液性缺氧。

34.〔答案〕E

〔题解〕氰化物中毒时呼吸链失去传递电子的功能，氧化磷酸化过程受阻，引起组织性缺氧。

35.〔答案〕E

〔题解〕低张性缺氧发生的关键是进入血液的氧减少或动脉血被静脉血稀释，进入血液的氧减少，动脉血氧分压降低；血液中与血红蛋白结合的氧减少，动脉血氧含量降低；急性低张性缺氧时，因血红蛋白无明显变化，血氧容量一般在正常范围，慢性低张性缺氧可因红细胞和血红蛋白代偿性增多而使血氧容量增加。

36.〔答案〕B

〔题解〕血液性缺氧发生的关键是血红蛋白的质或量改变，外呼吸功能正常，氧的摄入和弥散正常，动脉血氧分压正常，血红蛋白减少或性质改变，使血氧容量降低，血氧含量减少。

37.〔答案〕A

〔题解〕循环性缺氧发生的关键是组织血流量减少，使组织、细胞的供氧量减少引起缺氧，外呼吸功能正常，氧的摄入和弥散正常，动脉血氧分压正常，血红蛋白的质和量没有改变，血氧容量和血氧含量正常。

38.〔答案〕A

〔题解〕组织性缺氧发生的关键是细胞对氧的利用障碍，动脉血氧分压、血氧含量、血氧容量均正常。

（二）多项选择题

1.〔答案〕ADE

〔题解〕血氧容量反映血液中血红蛋白携氧的能力。血氧含量取决于血氧分压和血氧容量。

2.〔答案〕ABE

〔题解〕P_{50} 是血氧饱和度为 50% 时的氧分压，随血红蛋白与氧的亲和力增加而降低，CO_2 增加、pH 降低、血温增高时，血红蛋白与氧的亲和力降低，P_{50} 增加。

3.〔答案〕BCE

〔题解〕代谢性碱中毒使氧解离曲线左移，血红蛋白与氧的亲和力增加，P_{50} 随之降低；血红蛋白与氧的亲和力增加引起的血液型缺氧较为特殊，其动脉血氧容量和氧含量可以正常，血氧分压和氧饱和度也正常，但由于血红蛋白与氧的亲和力较大，结合的氧不易释放，其动-静脉血氧含量差小于正常。

4.〔答案〕ABD

〔题解〕急性肺水肿、法洛四联症、肺源性心脏病可引起低张性缺氧，血中增多的是脱氧血红蛋白，以发绀为典型表现。而亚硝酸盐中毒引起的则是血液性缺氧，血中增多的是高铁血红蛋白；氰化物中毒引起的是组织性缺氧，血液中为氧合血红蛋白。

5.〔答案〕ABC

〔题解〕缺氧时 2,3-DPG 增多的机制是①生成增多。低张性缺氧时氧合血红蛋白减少，脱氧血红蛋白增多，红细胞内游离 2,3-DPG 减少，对磷酸果糖激酶和二磷酸甘油酸变位酶抑制作用减弱，使糖酵解加强，使 2,3-DPG 生成增多。如合并呼吸性碱中毒，pH 增高可激活磷酸果糖激酶，促进糖酵解，增强二磷酸甘油酸变位酶的活性，使 2,3-DPG 合成增多。②分解减少。pH 增高可抑制 2,3-DPG 磷酸酶的活性，使 2,3-DPG 分解减少。

6.〔答案〕BC

[题解] CO 与 Hb 结合形成碳氧血红蛋白，失去携带氧的能力，当 CO 与血红蛋白分子中某个血红素结合后，将增加其余 3 个血红素对氧的亲和力，CO 还可抑制红细胞内糖酵解，使 2,3-DPG 生成减少，氧解离曲线左移。

7. [答案] AB

[题解] 动脉血氧分压正常约为 100mmHg，其高低主要取决于吸入气氧分压和外呼吸功能状态。

（三）判断题

1. [答案] √

[题解] 血液中的氧弥散入组织细胞被线粒体用于生物氧化过程，弥散的速度取决于血液与细胞线粒体部位的氧分压差。对于低张性缺氧而言，由于动脉血氧分压降低，则与细胞线粒体部位的氧分压差降低，弥散入细胞被线粒体利用的氧相应减少。

2. [答案] ×

[题解] CO 中毒的患者体内有大量的 HbCO 所以能够结合氧的 Hb 必然减少，所以体内测得的血氧容量是降低的；但是将血液取出在体外被氧充分饱和后，Hb 结合的 CO 完全被 O_2 取代，所以测得血氧容量是正常的。

3. [答案] √

[题解] 四种类型的缺氧中，只有循环性缺氧的动-静脉血氧含量差是增加的。因为循环性缺氧血流缓慢，血液流经毛细血管的时间延长，从单位容量血液弥散给组织的氧量较多，动-静脉血氧含量差大于正常；而其他类型的缺氧则由于不同病因造成组织供氧不足或者组织利用氧的能力下降，所以动-静脉血氧含量差大多是减少的。

4. [答案] ×

[题解] 缺氧时如果同时伴有氧合血红蛋白解离曲线的右移，则可以使得机体内 Hb 结合的氧容易释放出来给组织细胞利用，反而有利于机体的缺氧情况的改善。

5. [答案] ×

[题解] P_{50} 反映了血红蛋白与氧的亲和力，P_{50} 增大则血红蛋白与氧的亲和力降低，反之血红蛋白与氧的亲和力增高。

6. [答案] ×

[题解] 在血红蛋白增多症的患者，发绀与缺氧可不同时存在。

7. [答案] √

[题解] 血液性缺氧时，血液中物理溶解的氧量不变，动脉血氧分压正常，故又称等张性缺氧。

8. [答案] √

[题解] 久居高原的居民，由于长期缺氧使毛细血管扩张、增生、局部充血量增加，而人体面颊部、嘴唇、结膜、甲床等处毛细血管极丰富，毛细血管的扩张就可在这些部位很明显的反映出来，因此可以看到高原居民面颊发红。

9. [答案] √

[题解] 缺氧时 ATP 生成减少，细胞膜上的钠-钾-ATP 酶功能降低；加上缺氧时细胞内乳酸增多，pH 降低，使细胞膜通透性升高，细胞内钠、水增多，细胞水肿；细胞内钠增多和钾减少，可使细胞膜电位负值变小，影响细胞功能。

10. [答案] √

[题解] 缺氧时，全身各器官的血流分布发生改变，心和脑的血流量增多，而皮肤、内脏、骨骼肌和肾的组织血流量减少。有利于保证重要生命器官氧的供应，具有重要代偿意义。

（四）问答题

1. [答题要点] ①大量食用含硝酸盐的食物后，硝酸盐在肠道被细菌还原为亚硝酸盐，后者入血后可将大量血红蛋白中的二价铁氧化为三价铁，形成高铁血红蛋白。高铁血红蛋白中的三价铁因与羟基牢固结合而丧失携氧的能力，导致患者缺氧。因高铁血红蛋白为棕褐色，患者皮肤黏膜呈青紫色，故称为肠源性发绀。②肠源性发绀属于血液性缺氧的表现，因患者外呼吸功能正常，故动脉血氧分压及动脉血氧饱和度正常。因高铁血红蛋白增多，血氧容量和血氧含量降低。高铁血红蛋白分子内剩余的二价铁与氧的亲合力增强，使氧解离曲线左移；动脉血氧含量减少和血红蛋白与氧的亲和力增加，造成向组织释放氧减少，动-静脉血氧含量差低于正常。

2. [答题要点] ①急性左心衰竭常引起循环性缺氧和低张性缺氧的混合类型。②由于心输出量减少，血流速度减慢，组织供血供氧量减少，引起循环性缺氧。同时急性左心衰竭可引起广泛的肺淤血和肺水肿，肺泡内氧弥散入血减少而合并低张性缺氧。③患者 PaO_2、动脉血氧含量和血氧饱和度可降低；血氧容量正常；从毛细血管内向细胞弥散的氧量减少，动-静脉血氧含量差可以减少，但如外周血流缓慢，细胞从单位容积血中摄氧量增加,动-静脉血氧含量差也可以增大或正常。

3. [答题要点] ①该患者晕倒是由于煤气泄漏,CO中毒引起血液性缺氧的结果,所有血氧指标的变化均符合此型缺氧的特征。②机制:CO与Hb的亲和力大概是氧的210倍,空气中CO的浓度过高时,大量的Hb与CO结合形成HbCO,使Hb失去携带氧气的能力,致使血氧含量降低;同时CO还可以抑制红细胞的糖酵解过程使氧离曲线左移,释放氧减少,最终导致患者严重缺氧而昏迷。

(陈 静 张川茺)

第六章 发　　热

一、学习要求与主要内容

（一）目的要求

A. 知识目标

1. 能够描述发热的概念，归纳发热和过热的区别。

2. 能够分析发热的机制，描述发热各时相的特点。

3. 能够列举发热对机体各器官系统的影响。

B. 技能目标

1. 针对发热的发病机制制定治疗原则，判断物理降温、不同的解热镇痛药物作用环节。

2. 能够绘制发热的思维导图。

C. 情感、态度和价值观目标

1. 通过对病例临床表现及发病机制的分析，建立疾病发生发展变化的哲学观念。

2. 通过发热治疗原则的制定，初步树立见病也见人的整体观。

（二）主要内容

1. 基本概念 发热、过热、发热激活物、内生致热原（endogenous pyrogen，EP）。

2. 生理性体温升高与病理性体温升高

3. 发热时的体温调节机制

（1）体温调节中枢。

（2）致热信号传入中枢的途径：①EP通过血脑屏障转运入脑；②EP通过终板血管器作用于体温调节中枢；③EP通过迷走神经向体温调节中枢传递发热信号。

（3）发热中枢调节介质：①正调节介质：前列腺素E、Na^+/Ca^{2+}比值、环磷酸腺苷、促肾上腺皮质激素释放素及一氧化氮；②负调节介质：精氨酸加压素、黑素细胞刺激素、脂皮质蛋白-1及白细胞介素-10。

（4）体温调节的方式及发热的三个时相。

4. 代谢与功能的改变

（1）物质代谢的改变：糖代谢、脂肪代谢、蛋白质代谢及水、盐及维生素代谢改变。

（2）生理功能改变：中枢神经系统、循环系统、呼吸功能及消化系统功能改变。

（3）防御功能改变：抗感染能力的改变、对肿瘤细胞的影响及急性期反应等。

5. 防治的病理生理学基础

二、章节知识点思维导图

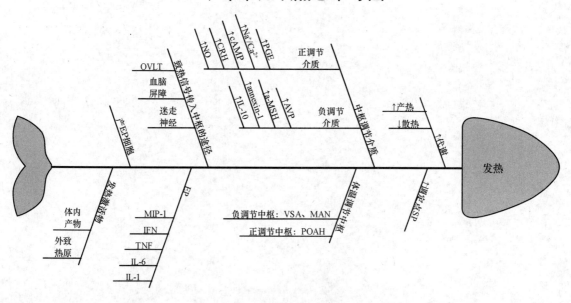

三、复习思考题

（一）单项选择题

【A1 型题】

1. 下列有关发热概念的叙述哪一项是正确的
A. 体温超过正常值 0.6℃
B. 产热过程超过散热过程
C. 是临床上常见的疾病
D. 由体温调节中枢调定点上移引起的体温升高
E. 由体温调节中枢调节功能障碍引起的体温升高

2. 人体最重要的散热途径是
A. 肺　　　　　　　　　B. 皮肤
C. 尿　　　　　　　　　D. 粪
E. 肌肉

3. 下述哪一种体温升高属于过热
A. 妇女月经前期　　　　B. 妇女妊娠期
C. 剧烈运动后　　　　　D. 先天性无汗腺
E. 流行性脑膜炎

4. 输液反应出现的发热其产生原因多数是由于
A. 变态反应　　　　　　B. 药物的毒性反应
C. 外毒素污染　　　　　D. 内毒素污染
E. 霉菌污染

5. 下述哪种物质属内生致热原
A. 革兰氏阳性菌产生的外毒素
B. 革兰氏阴性菌产生的内毒素
C. 体内的抗原抗体复合物
D. 体内肾上腺皮质激素代谢产物本胆烷醇酮
E. 单核细胞等被激活后释放的致热原

6. 内毒素是
A. 革兰氏阳性菌的菌壁成分，其活性成分是脂多糖
B. 革兰氏阴性菌的菌壁成分，其活性成分是脂多糖
C. 革兰氏阳性菌的菌壁成分，其活性成分是核心多糖
D. 革兰氏阴性菌的菌壁成分，其活性成分是核心多糖
E. 革兰氏阴性菌的菌壁成分，其活性成分是小分子蛋白质

7. 多数发热发病学的第一环节是
A. 产热增多，散热减少　　B. 发热激活物的作用
C. 内生致热原的作用
D. 中枢发热介质参与作用
E. 体温调定点上移

8. 发热病人最常出现

A. 代谢性酸中毒　　　　B. 呼吸性酸中毒
C. 混合性酸中毒　　　　D. 代谢性碱中毒
E. 混合性碱中毒

9. 体温每升高 1℃，心率平均每分钟约增加
A. 5 次　　　　　　　　B. 10 次
C. 15 次　　　　　　　　D. 18 次
E. 20 次

10. 外致热原引起发热主要是
A. 激活局部的血管内皮细胞，释放致炎物质
B. 刺激局部的神经末梢，释放神经介质
C. 直接作用于下丘脑的体温调节中枢
D. 激活 EP 细胞导致内生致热原的产生和释放
E. 加速分解代谢，产热增加

11. 发热激活物又称 EP 诱导物，包括
A. IL-1 和 TNF　　　　　B. CRH 和 NOS
C. 内生致热原和某些体外代谢产物
D. 前列腺素和其体内代谢产物
E. 外致热原和某些体内产物

12. 病毒的致热物质主要是
A. 全菌体及植物凝集素
B. 全病毒体及血细胞凝集素
C. 全病毒体及裂解素
D. 胞壁肽及血细胞凝集素
E. 全病毒体及内毒素

13. 退热期热代谢特点是
A. 产热大于散热　　　　B. 产热等于散热
C. 散热大于产热　　　　D. 产热障碍
E. 散热障碍

14. TNF 是
A. 由多种内生致热原诱导巨噬细胞产生的细胞因子
B. 由多种外致热原诱导巨噬细胞、淋巴细胞等产生的细胞因子
C. 外致热原的一种
D. 一种可引起发热的中枢发热介质
E. 一种有致热性的神经肽

15. 退热期可导致
A. Na^+ 潴留　　　　　　B. Cl^- 潴留
C. 水潴留　　　　　　　D. 脱水
E. 出汗减少

16. 发热高峰期（高温持续期）的，机体出现
A. 产热＞散热　　　　　B. 散热＞产热
C. 鸡皮疙瘩消失　　　　D. 大量出汗
E. 畏寒

17. 对人体有明显致热性的体内代谢产物本胆烷醇酮（原胆烷醇酮）来自

A. 肾上腺素　　　　B. 睾酮

C. 甲状腺素　　　　D. 胆囊素

E. 肾素

【A2 型题】

18. 患者，女，55 岁，因肺炎入院，突发畏寒、寒战，体温升高到 38.7℃，此时机体的变化是由于

A. 产热中枢抑制　　　B. 皮肤血管扩张

C. 汗腺分泌旺盛　　　D. 调定点上移

E. 体温调节功能障碍

19. 患者，男，25 岁。足部伤口感染，感染处皮肤红肿，皮肤温度升高，随后患者出现畏寒、寒战，自测体温 38.7℃。引起患者体温升高的发病学第一环节是

A. 发热激活物的作用　　B. 体温调定点上移

C. 内生致热原的作用

D. 骨骼肌节律性收缩的作用

E. 体温调节中枢的作用

20. 患者，男，45 岁，发现颈部变粗 1 月，伴体温升高，37.8 ～ 38.2 波动，伴性情急躁、体重下降、多汗、心慌、眼球突出等症状，经医院检查结果显示血总 T3、总 T4、游离 T3、游离 T4 水平均升高，诊断为"甲状腺功能亢进症"，此过程中患者体温升高属

A. 生理性体温升高，超过调定点水平

B. 生理性体温升高，与调定点水平一致

C. 调节性体温升高，与调定点相适应

D. 调节性体温升高，超过调定点水平

E. 被动性体温升高，超过调定点水平

21. 患者，男，21 岁，日常体温为 36.9℃，心率 72 次/分。今日因急性胃肠炎，体温升高到 38℃，此时他的心率大概为

A. 74 次/分　　　　B. 78 次/分

C. 60 次/分　　　　D. 120 次/分

E. 90 次/分

22. 患者，女，26 岁，体温 37.8℃，甲状腺弥漫性肿大伴突眼征，心悸，食欲亢进，但体重下降，疲乏无力，血 T3、T4 显著升高，该患者体温升高最可能的原因是

A. 生理性体温升高　　B. 过热

C. 合并细菌感染　　　D. 合并病毒感染

E. 发热

23. 患者，男，18 岁，因患细菌性肺炎咳嗽咳痰，

体温 39.0℃。发热时蛋白质的代谢变化为

A. 蛋白分解↑，血浆蛋白↑，尿氮排泄↑

B. 蛋白分解↑，血浆蛋白↑，尿氮排泄↓

C. 蛋白分解↑，血浆蛋白↓，尿氮排泄↑

D. 蛋白分解↓，血浆蛋白↓，尿氮排泄↑

E. 蛋白分解↑，血浆蛋白↓，尿氮排泄↓

24. 患者，女，22 岁，淋雨后突发高热，达 39.5℃，伴咳嗽，左胸痛。查体：神清，口周疱疹，血压 80/50mmHg，心率 140 次/分。辅助检查：WBC 30×10^9/L。引起发热的最可能病因是

A. 细菌感染　　　　B. 淋巴因子

C. 类固醇物质　　　D. 恶性肿瘤

E. 变态反应

25. 患者，男，46 岁，因患疟疾出现畏寒、寒战，体温 39.7℃，疟原虫引起发热的物质主要是

A. 潜隐子　　　　　　B. 潜隐子和代谢产物

C. 裂殖子和疟色素等　D. 裂殖子和内毒素等

E. 疟原虫体和外毒素

26. 患者，女，69 岁，陈旧性广泛前壁心肌梗死 5 年，活动时胸闷、心悸、气短 3 年，近 1 周因受凉后出现发热、咳嗽咳痰，并出现了夜间阵发性呼吸困难。体检：端坐呼吸，体温 38.7℃，血压 155/90mmHg，心率 122 次/分，P2 亢进，双肺可闻及细湿啰音，双肺散在哮鸣音，肝脾肋下未触及，双下肢无水肿，心电图示陈旧性广泛前壁心梗，血清肌钙蛋白正常，D-二聚体正常。该患者出现心力衰竭的诱因为

A. 气道梗阻　　　　　B. 急性肺栓塞

C. 急性上呼吸道感染　D. 陈旧性心肌梗死

E. 急性心肌梗死

27. 患者，男，67 岁，因感染新冠病毒而出现咳嗽咳痰，体温 39℃，患者发热是由于新冠病毒作用于

A. 下丘脑体温调节中枢　B. 汗腺

C. 皮肤血管　　　　　　D. 骨骼肌

E. 产内生致热原细胞

（28-29 题共用题干）患者，男，27 岁，5 日前自觉鼻塞、流涕、轻微咳嗽、自服抗感冒药效果不佳，1 日前自觉畏寒、寒战，自测体温 38.5℃，血常规 WBC 13×10^9/L，门诊诊断为细菌性上呼吸道感染。

28. 此过程导致患者体温升高的内生致热原是指

A. 由中枢神经系统产生的能引起体温升高的内在介质

B. 由产热器官产生的能引起体温升高的内在介质

C. 由产致热原细胞产生的能引起体温升高的神经激素

D. 由产 EP 细胞在发热激活物的作用下，产生和释放的能引起体温升高的物质

E. 由产 EP 细胞在磷酸激酶的作用下，产生和释放的能引起体温升高的物质

29. 在发热体温上升期动脉血压可

A. 无变化　　　　　　B. 明显下降

C. 轻度下降　　　　　D. 明显上升

E. 轻度上升

（30-32 题共用题干）患者，女，21 岁，1 周前自觉鼻塞、流涕、咽痛、自服抗感冒药效果不佳，今日自觉畏寒、寒战，自测体温 39.0℃，血常规 WBC 6×10⁹/L，门诊诊断为病毒感染。

30. 下列物质属于发热中枢调节介质的是

A. IL-6　　　　　　　B. IL-1

C. 肿瘤坏死因子　　　D. 环磷酸腺苷

E. 内毒素

31. 此过程导致患者体温升高的内生致热原可能是

A. 流感病毒　　　　　B. 新冠病毒

C. 白细胞介素-1　　　D. 革兰氏阳性菌

E. cAMP

32. 新冠肺炎防控期间，测量监测体温已是每个人日常生活的重要组成部分，正常机体体温昼夜变化的规律是

A. 早晨最低，深夜最高　B. 中午最低，深夜最高

C. 早晨最高，深夜最低　D. 早晨最低，午后最高

E. 傍晚最低，早晨最高

【B 型题】

A. 血液温度高于体温调定点的阈值，体温不断升高

B. 血液温度低于体温调定点的阈值，体温不断升高

C. 血液温度等于体温调定点的阈值，体温不再升高

D. 血液温度高于体温调定点的阈值，体温开始回降

E. 血液温度低于体温调定点的阈值，体温开始回降

33. 高热持续期

34. 体温下降期

35. 体温上升期

（二）多项选择题

1. 发热时出现心率加快的主要机制是

A. 心输出量增加

B. 交感-肾上腺髓质系统兴奋性增高

C. 代谢性酸中毒　　　D. 血温升高

E. 呼吸加快

2. 发热机体的糖代谢特点是

A. 肝糖原分解加强　　B. 糖有氧分解增加

C. 血糖升高　　　　　D. 肌糖原分解减弱

E. 肝糖原储存减少

3. 体温上升期患者血压略有升高的机制是

A. 末梢血管收缩　　　B. 血容量增加

C. 心率加快　　　　　D. 血液黏度增加

E. 心输出量增加

4. 下列哪些情况的体温升高属于发热

A. 中暑　　　　　　　B. 输液反应

C. 感冒　　　　　　　D. 甲亢

E. 疟疾

5. 属于发热激活物的是

A. 病毒　　　　　　　B. 前列腺素 E

C. 抗原-抗体复合物　　D. 疟原虫

E. 衣原体

6. 发热产生机制的基本环节有

A. 发热激活物的作用　B. 内生致热原的作用

C. 通过中枢介质引起调定点上移

D. 调温效应器的反应

E. 细菌作用直接作用于中枢

（三）判断题

1. 只要机体体温升高，超过正常 0.5℃就称为发热。（　　）

2. 内毒素是最常见的外致热原，耐热性高（干热 160℃，2h 才能够灭活），是血液制品和输液过程中的主要污染物。（　　）

3. 革兰氏阳性菌感染是最常见的发热原因，除了全菌体致热外，其代谢产物外毒素也是重要的致热物质。（　　）

4. EP 进入脑内后直接使得体温调定点上移。（　　）

5. 患者发热的过程中，由于产热大于散热，使得机体体温维持在一个较高的水平。（　　）

6. 妊娠期妇女的体温升高属于过热。（　　）

7. 寒战发生在体温上升期。（　　）

8. 发热时，一般体温升高 1℃，基础代谢率提高 13%。（　　）

9. 内生致热原可以直接作用到中枢，让调定点上移。（　　）

10. 中暑时体温升高，属于发热。（　　）

（四）问答题

1. 试述 EP 引起的发热的基本机制？
2. 发热时机体心血管系统有哪些变化？
3. 体温升高是否就是发热？发热与过热的基本区别在哪里？为什么？

四、参考答案及解析

（一）单项选择题

【A1 型题】

1. [答案] D

[题解] 发热的本质特征是由于致热原的作用使体温调定点上移，引起调节性体温升高。

2. [答案] B

[题解] 皮肤是人体最重要的散热途径。当环境温度低于人的表层体温时，大部分体热可以通过皮肤的辐射、传导和对流等方式向外界散热。少部分通过呼气、尿、粪等排泄物散热。

3. [答案] D

[题解] 先天性汗腺发育不良或缺乏可表现为全身性或局限性无汗，散热障碍、体温升高。它是一种性连锁隐性遗传性综合征。

4. [答案] D

[题解] 革兰氏阴性菌产生的内毒素（endotoxin, ET），ET 的主要成分为脂多糖，是效应很强的发热激活物，耐热性高，一般干热 160℃，2 小时才能灭活，普通方法难以清除，是血液制品和输液过程中的主要污染物。

5. [答案] E

[题解] 单核细胞在发热激活物作用下，产生和释放内生致热原引起发热。

6. [答案] B

[题解] 革兰氏阴性菌胞壁中的内毒素（ET）其主要成分是脂多糖。

7. [答案] B

[题解] 发热是由发热激活物作用于机体，激活产生致热原细胞产生和释放内生致热原（endogenous pyrogen，EP），再经一些后继环节引起体温升高，所以发热激活物是引起发热的第一环节。

8. [答案] A

[题解] 发热时，产热增强，耗氧量增加，产生氧债，乳酸生成增多，导致代谢性酸中毒。

9. [答案] D

[题解] ①由于热血刺激窦房结，使心率增快；②代谢增强，耗氧量和二氧化碳生成增多，交感-肾上腺髓质系统兴奋所致。体温每升高 1℃，心率平均增加 18 次/分。

10. [答案] D

[题解] 来自体外的致热物质称为外致热原，它不能直接作用于机体调节中枢，还需经过 EP 传递致热信号，中枢调节介质对体温中枢的作用引起发热。

11. [答案] E

[题解] 外致热原包括病原微生物、寄生虫和某些体内产物：抗原抗体复合物、本胆烷醇酮等。

12. [答案] B

[题解] 病毒是以全病毒和其所含的血细胞凝集素致热。

13. [答案] C

[题解] 发热时的体温下降期（退热期）热代谢特点是散热大于产热，体温逐渐下降。

14. [答案] B

[题解] TNF 是一种内生致热原。是由多种外致热原诱导巨噬细胞、淋巴细胞等产生的细胞因子。

15. [答案] D

[题解] 发热时的体温下降期（退热期）热代谢特点是散热大于产热，出汗增多，部分病人大汗淋漓的同时，补水补液不够，易发生脱水。

16. [答案] C

[题解] 发热高峰期（高温持续期），体温上升到新的调定点，产热和散热在高体温水平达到平衡，机体出现明显燥热感，鸡皮疙瘩消失。

17. [答案] B

[题解] 对人体有明显致热性的体内代谢产物本胆烷醇酮（原胆烷醇酮）来自睾酮。

【A2 型题】

18. [答案] D

[题解] 发热是由于致热原的作用使体温调定点上移，引起调节性体温升高。

19. [答案] A

[题解] 根据该患者的病史和体征，可推断患者为感染性发热。发热发病学的第一环节是发热激活物的作用。

20. [答案] E

[题解] 甲亢是一种由于甲状腺合成释放过多的代谢性疾病，患者基础代谢率增高，产热过多、体温升高。甲亢属于过热，不是调节性体温升高，

是被动性体温升高，体温升高超过了调定点。

21. ［答案］E
［题解］体温每升高 1℃心率增加 18 次/分。

22. ［答案］B
［题解］甲亢是一种由于甲状腺素合成释放过多的代谢性疾病，患者基础代谢率增高，产热过多、体温升高。甲亢属于过热。

23. ［答案］C
［题解］发热时物质代谢为分解代谢为主，蛋白质的代谢变化为分解↑，血浆蛋白↓，尿氮排泄↑。

24. ［答案］A
［题解］发热最常见的病因是细菌感染。该患者淋雨后出现高热，症状以呼吸道感染为主，血象表现为白细胞总数明显升高，符合细菌感染改变。

25. ［答案］C
［题解］疟原虫引起发热的物质主要是裂殖子和疟色素等。

26. ［答案］C
［题解］感染，特别是上呼吸道感染是心脏病患者诱发心力衰竭的常见因素。感染可加重循环系统负担，感染伴发的发热是其重要影响方面之一。该患者的症状体征，以及实验室检查资料均不支持 ABDE。

27. ［答案］E
［题解］来自体外的致热物质称为外致热原，它不能直接作用于机体调节中枢，还需经过产内生致热原细胞合成释放 EP，EP 传递致热信号，中枢调节介质对体温中枢的作用引起发热。

28. ［答案］D
［题解］内生致热原（EP）是由发热激活物作用于产内生致热原细胞，由后者产生和释放的一大类细胞因子。

29. ［答案］E
［题解］寒战期心率增快和外周血管收缩，血压轻度升高。高热持续期和退热期，外周血管舒张，血压轻度下降，少数病人因大汗而致虚脱，甚至循环衰竭。

30. ［答案］D
［题解］ABC 是 EP（内生致热原），E 是发热激活物中的外致热原。

31. ［答案］C
［题解］内生致热原（EP）是由发热激活物作用于产内生致热原细胞，由后者产生和释放的一大类细胞因子。IL-1 是 EP 常见的一种。

32. ［答案］D
［题解］正常机体体温昼夜变化的规律是早晨最低，午后最高。

【B 型题】

33-35. ［答案］CDB
［题解］体温上升期时，体温低于新的调定点，产热大于散热，体温升高；高温持续期时，体温等于新的调定点，产热＝散热，体温维持在高水平；体温下降期时，体温高于已恢复至正常的调定点，散热大于产热，体温下降。

（二）多项选择题

1. ［答案］BD
［题解］发热时交感-肾上腺髓质系统兴奋，CA 增加，心率加快；热的血液刺激窦房结也可导致心率加快。

2. ［答案］ACE
［题解］发热时糖代谢增强，肝糖原和肌糖原分解增多，血糖升高，甚至出现糖尿；由于代谢分解增强，相对缺氧，无氧酵解增加，ATP 生成减少，乳酸生成增多。

3. ［答案］ACE
［题解］体温上升期，由于心率增快使心输出量增加，加之外周血管收缩，血压可略有上升。

4. ［答案］BCE
［题解］A、D 均为过热。A 为散热障碍，D 为产热过多，二者体温调节中枢的调定点都没有发生改变。

5. ［答案］ACDE
［题解］前列腺素 E 属于中枢正调节介质，其他均为发热激活物。

6. ［答案］ABCD
［题解］发热的本质特征是，致热原作用于体温调节中枢，调定点上移，引起调节性体温升高。具体步骤包括发热激活物的作用、内生致热原的作用、通过中枢介质引起调定点上移、调温效应器的反应。

（三）判断题

1. ［答案］×
［题解］发热是指致热原等一系列的作用下使得体温调节点上移而引起的调节性体温升高。当体温超过正常值 0.5℃的时候，除发热外，还有生理性体温升高及过热需要鉴别。

2. [答案] √

[题解] 最常见的外致热原是革兰氏阴性菌胞壁中含有的脂多糖,也就是内毒素。它的特性就是耐热性高,是血液制品和输液过程中的主要污染物。

3. [答案] √

[题解] 革兰氏阳性菌感染是常见的发热原因,除了全菌体致热外,其代谢产物外毒素也是重要的致热物质。但是,它不是最常见的发热原因。内毒素是最常见的导致发热的原因。

4. [答案] ×

[题解] EP 无论以何种方式进入脑,它们仍然不是引起调定点上移的最终物质,而是可能先作用于体温调节中枢,引起中枢调节介质的释放,继而引起调定点的上移。

5. [答案] ×

[题解] 患者的体温维持在一个较高的水平是由于:调节点上移后,产热大于散热,体温升高,而当体温和调定点相适应时,体温调节中枢在一个较高的水平调节产热和散热,两者几乎相等,产热和散热相对平衡,所以体温维持在一个较高水平。

6. [答案] ×

[题解] 妊娠期为生理性体温增高。

7. [答案] √

[题解] 寒战是骨骼肌不随意的周期性收缩,发生在体温上升期,使产热增多,体温上升。

8. [答案] √

[题解] 体温升高时,机体物质代谢加快。体温每升高 1℃,基础代谢率提高 13%。

9. [答案] ×

[题解] 内生致热原能直接作用于机体调节中枢,但是不能直接使调定点发生上移,中枢调节介质对体温中枢的作用是直接使调定点发生上移,引起发热。

10. [答案] ×

[题解] 中暑是由于散热障碍导致的过热,不是发热。

(四) 问答题

1. [答题要点]

发热激活物 → 产 EP 细胞 →EP→ 体温调节中枢 → 中枢调节介质 → 调定点上移 → 发热

基本机制包括三个环节:

(1) 发热激活物 → 产 EP 细胞 →EP。EP 作为"信使",作用于下丘脑体温调节中枢。

(2) EP 作用于下丘脑体温调节中枢神经细胞,产生中枢调节介质,使体温调定点上移,体温中枢发出冲动,引起调温效应期的反应。

(3) ①通过运动神经,引起骨骼肌紧张性增高或寒战,产热增加。②交感神经兴奋,皮肤血管收缩,散热减少,于是产热大于散热,体温上升至与调定点相适应的水平。

2. [答题要点]

(1) 体温每升高 1℃心率增加 18 次/分。

1) 机制:①血温增高刺激窦房结所致。②交感-肾上腺髓质系统兴奋,儿茶酚胺增多,心率增快。

2) 意义:利:可增加心输出量,增加组织血液供应。弊:①心率超过150次/分心输出量反而下降。因此,发热病人应安静休息,尽量减少体力活动和情绪激动。②心率过快,增加心脏负担,对心肌劳损或心脏有潜在性病灶的病人易诱发心力衰竭。

(2) 寒战期心率增快和外周血管收缩,血压轻度升高。高热持续期和退热期,外周血管舒张,血压轻度下降,少数病人因大汗而致虚脱,甚至循环衰竭。

3. [答题要点] 如下表

	发热	过热
调定点	上移	不上移
病因	疾病所致	环境温度过高或机体产热增加,散热障碍或体温调节中枢病变
发热环节	与致热原有关	与致热原无关
发热程度	一般在 41℃以下	体温较高,可 ≥ 41℃

所以体温升高不一定是发热。

(冯　蕊)

第七章 休 克

一、学习要求与主要内容

（一）目的要求

A. 知识目标

1. 能够描述休克、自身输血、自身输液、休克肺、休克肾的概念。

2. 能够说明休克的病因及各型休克发生的始动环节，阐明休克各期微循环的变化特点及其发生机制，概述休克早期机体代偿的机制及意义。

3. 能够阐述休克时机体代谢与功能变化，比较几种常见休克的特点。

B. 技能目标

1. 能够根据病例临床表现判断休克类型，解释休克的病因与发病机制。

2. 能够依据休克发生机制，制定出合理的治疗原则。

3. 能够绘制休克的思维导图。

C. 情感、态度和价值观目标 通过对休克微循环学说的学习和对休克研究史认识过程的了解，建立对病理过程变化和发展的认识方法，以发展的观点理解和探究疾病发生的规律和机制，逐步树立"病因—机制—治疗"的逻辑思维，提高思辨能力。

（二）主要内容

1. 基本概念 休克、微循环、休克肺、休克肾、心肌抑制因子。

2. 休克的分期与发病机制

（1）休克的分期。

（2）休克早期的微循环变化及发生机制：①微循环的变化；②微循环障碍的机制：儿茶酚胺、血管紧张素Ⅱ、血管升压素及血栓素增多；③休克早期微循环变化的代偿意义：自身输血、自身输液及血液重新分布。

（3）休克期的微循环变化及发生机制：①微循环的变化。②微循环障碍的机制：乳酸、组胺、激肽及腺苷增多。③休克期微循环变化失代偿的后果：心输出量降低、血压下降及心脑供血减少。

（4）休克晚期的微循环变化及发生机制：①微循环的变化；②微循环障碍的机制：血液高凝状态、内源性凝血系统和外源性凝血系统激活以及血细胞受损；③微循环变化的后果（即DIC 的后果）：出血、多器官功能衰竭及全身炎症反应综合征。

3. 休克时细胞代谢的改变及器官功能障碍

（1）细胞代谢障碍：①供氧不足，能量生成减少；②酵解增强，局部酸中毒。

（2）细胞损伤与凋亡：①细胞损伤：细胞膜、线粒体和溶酶体损伤；②细胞凋亡。

（3）重要器官功能衰竭：①急性肾功能衰竭（休克肾）：包括功能性肾功能衰竭和器质性肾功能衰竭；②急性呼吸功能衰竭（休克肺）：其发生机制主要包括肺泡-毛细血管上皮通透性增高、肺泡表面活性物质减少、肺内 DIC；③心功能障碍：其机制为冠脉供血减少、酸中毒和高钾血症使心肌收缩性减弱以及心肌抑制因子形成等；④脑功能、胃肠道、肝功能障碍及多系统器官功能衰竭。

4. 休克防治的病理生理基础。

二、章节知识点思维导图

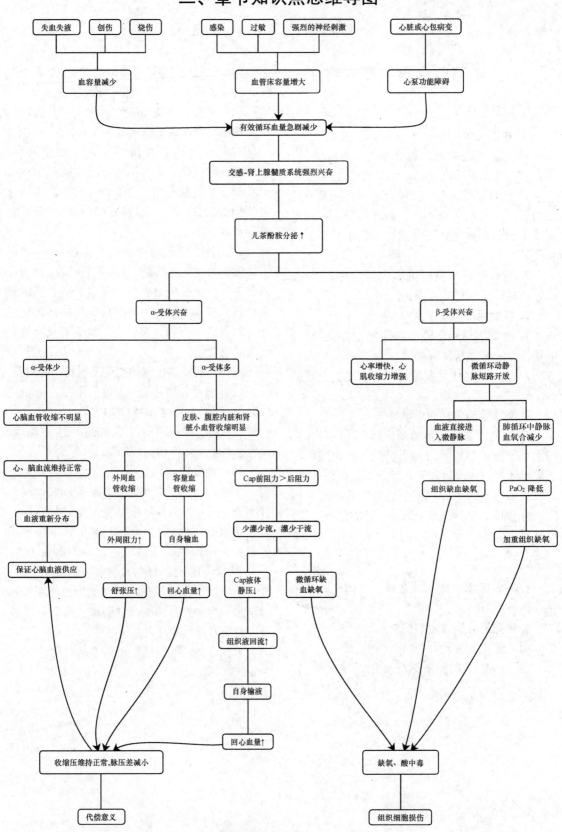

微循环缺血缺氧发生机制

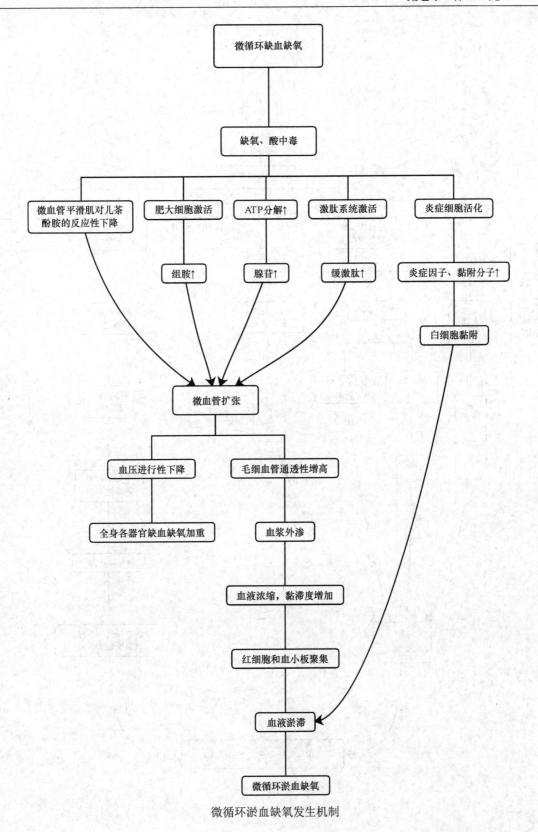

微循环淤血缺氧发生机制

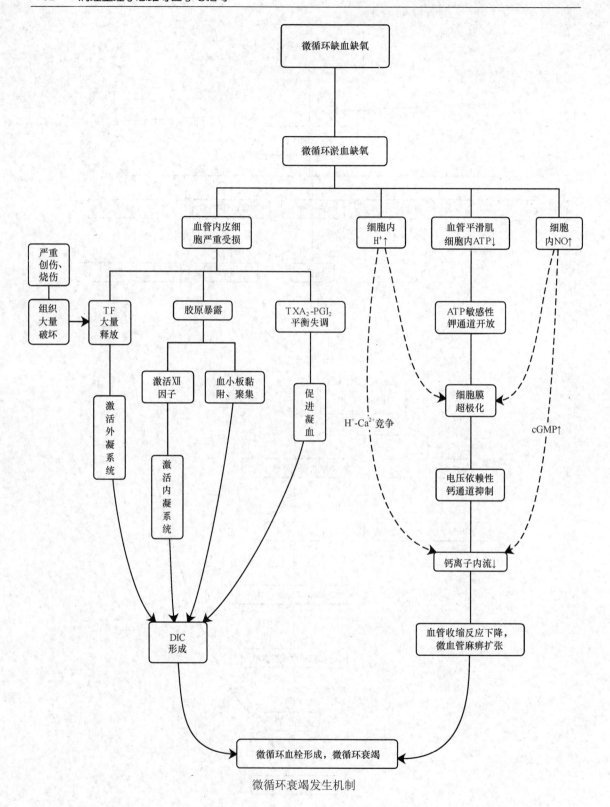

微循环衰竭发生机制

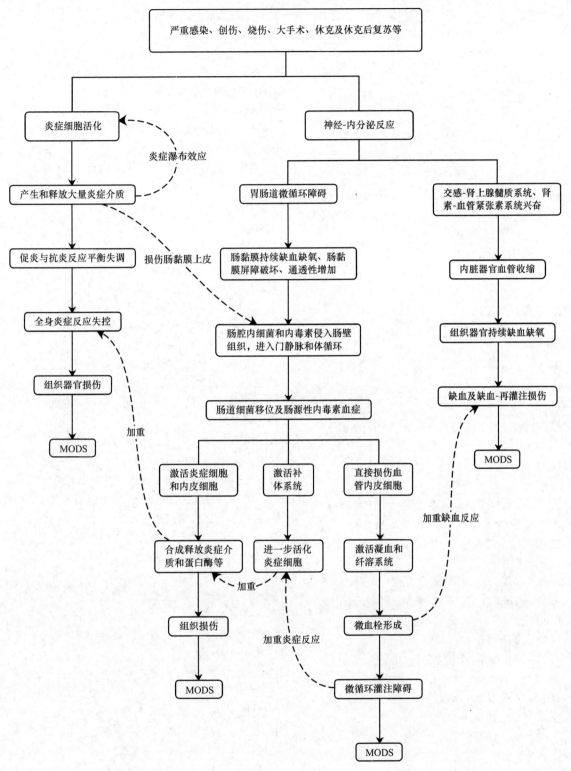

MODS 发生机制

三、复习思考题

（一）单项选择题

【A1型题】

1. 休克的现代概念是

A. 是剧烈的震荡或打击

B. 是外周血管紧张性降低所致的循环衰竭

C. 是机体对外界刺激发生的应激反应

D. 是以血压降低、尿量减少为主要表现的综合征

E. 是有效循环血量急剧减少使全身微循环血液灌注严重不足，以致细胞损伤、重要器官机能代谢障碍的全身性病理过程

2. 休克的最主要特征是

A. 心输出量降低　　　　B. 动脉血压降低

C. 组织微循环灌流量锐减

D. 外周阻力升高　　　　E. 外周阻力降低

3. 成年人急性失血到达总血量的多少会引起失血性休克？

A. 10%　　　　　　　　B. 20%

C. 30%　　　　　　　　D. 40%

E. 50%

4. 下列哪一类不属于低血容量性休克的原因？

A. 失血　　　　　　　　B. 烧伤

C. 挤压伤　　　　　　　D. 感染

E. 脱水

5. 高排低阻型休克最常见于下列哪一类休克？

A. 失血性休克　　　　　B. 烧伤性休克

C. 心源性休克　　　　　D. 感染性休克

E. 创伤性休克

6. 休克早期引起微循环变化的最主要的体液因子是

A. 儿茶酚胺　　　　　　B. 心肌抑制因子

C. 血栓素 A_2　　　　　　D. 内皮素

E. 血管紧张素Ⅱ

7. 休克早期交感-肾上腺髓质系统处于

A. 强烈兴奋　　　　　　B. 强烈抑制

C. 变化不明显

D. 先兴奋，后抑制，最后衰竭

E. 先抑制，后兴奋

8. 自身输血的作用主要是指

A. 容量血管收缩，回心血量增加

B. 抗利尿激素增多，水重吸收增加

C. 醛固酮增多，钠水重吸收增加

D. 组织液回流增多

E. 动-静脉吻合支开放，回心血量增加

9. 自身输液的作用主要是指

A. 容量血管收缩，回心血量增加

B. 抗利尿激素增多，水重吸收增加

C. 醛固酮增多，钠水重吸收增加

D. 组织液回流多于生成

E. 动-静脉吻合支开放，回心血量增加

10. 休克早期动脉血压变化的特点是

A. 升高　　　　　　　　B. 降低

C. 正常或略降　　　　　D. 先降后升

E. 先升后降

11. 休克早期血流量基本不变的器官是

A. 心脏　　　　　　　　B. 肝

C. 肾　　　　　　　　　D. 肺

E. 脾

12. 休克期微循环变化的特征是

A. 微动脉端收缩，微静脉端舒张

B. 微静脉端收缩，微动脉端收缩

C. 微动脉端舒张，微静脉端舒张

D. 微静脉端舒张，微动脉端舒张

E. 微动脉端舒张程度大于微静脉端舒张

13. 休克早期（微循环缺血期）微循环的变化下列哪一项是错误的

A. 微动脉收缩　　　　　B. 后微动脉收缩

C. 毛细血管前括约肌收缩

D. 动静脉吻合支收缩　　E. 微静脉收缩

14. 休克的下列临床表现哪一项是错误的？

A. 烦躁不安或表情淡漠甚至昏迷

B. 呼吸急促、脉搏细速　C. 血压均下降

D. 面色苍白或潮红、发绀

E. 尿少或无尿

15. 休克时组织细胞缺血缺氧必然导致

A. 高碳酸血症　　　　　B. 乳酸堆积

C. 酮体堆积　　　　　　D. 呼吸性碱中毒

E. 代谢性碱中毒

16. 反映高动力型（高排低阻型）休克血流动力学变化的主要指标是

A. 血压下降，心率加快

B. 外周阻力增加，心输出量下降

C. 中心静脉压和肺楔入压降低

D. 外周阻力降低，心输出量升高

E. 心脏射血分数降低

17. 下列体液性物质与休克期血管扩张，微循环障碍发生有重要关系，但哪一种体液性物质在其中不起作用？

A. K$^+$ B. 腺苷
C. H$^+$ D. 血管紧张素 Ⅱ
E. 激肽

【A2 型题】

18. 患者，男性，35 岁。因重物砸伤骨盆区急诊入院，治疗过程中患者突然出现烦躁，肢端湿冷，脉搏 105 次/分，脉压小，血压 90/75mmHg，考虑为休克早期（微循环缺血期），其微循环的变化下列哪一项是错误的
A. 微动脉收缩 B. 后微动脉收缩
C. 毛细血管前括约肌收缩
D. 动静脉吻合支收缩 E. 微静脉收缩

19. 患者，女性，23 岁。急诊入院，查体：神志淡漠，面色苍白，四肢厥冷，血压 60/30mmHg，脉率 120 次/分，诊断为低血容量性休克，其原因不可能是
A. 腹泻 B. 烧伤
C. 脱水 D. 感染
E. 创伤

20. 患者，女，25 岁。右上腹刀刺伤 1 小时，烦躁、恶心、呕吐。查体：脉搏 106 次/分，血压 110/80mmHg，腹肌紧张，有局限压痛反跳痛。中心静脉压 4cmH$_2$O，血红蛋白 100g/L，血细胞比容 0.35。患者此时微循环的特点是
A. 多灌多流，灌少于流
B. 多灌多流，灌多于流
C. 少灌少流，灌少于流
D. 少灌少流，灌多于流
E. 不灌不流

21. 患者，男，40 岁。因车祸发生脾破裂，就诊时血压 90/70mmHg，脉率 100 次/分，病人烦躁不安，皮肤苍白，四肢湿冷，病人此时微循环出现了"自身输液"的代偿变化，其机制主要是指
A. 容量血管收缩，回心血量增加
B. 抗利尿激素增多，重吸收水增加
C. 醛固酮增多，钠水重吸收增加
D. 毛细血管内压降低，组织液回流增多
E. 肌性微静脉、小静脉和肝脾等储血器官的收缩

22. 患者，男，45 岁。因十二指肠溃疡，突发大量呕吐血约 700ml，病人烦躁、面色苍白、皮肤湿冷，血压 104/90mmHg，脉搏 102 次/分，其表现属于休克早期，此期"自身输血"的作用主要是指
A. 容量血管收缩，回心血量增加

B. 抗利尿激素增多，水重吸收增加
C. 醛固酮增多，钠水重吸收增加
D. 组织液回流增多
E. 动-静脉吻合支开放，回心血量增加

23. 患者，男，51 岁，烧伤 1 小时。体温 36.2℃，心率 112 次/分，血压 85/60mmHg，呼吸 24 次/分，痛苦貌，神志清，全身 Ⅱ 度烧伤达 50%。患者休克的始动环节是
A. 血容量减少 B. 血管床容积增大
C. 继发感染 D. 心输出量减少
E. 组织坏死

24. 患者，男，17 岁。从三楼坠下后 12 小时，神志不清，无脉搏，无血压，无尿，体温不升，全身广泛出血倾向，可见大片皮下瘀斑，并有呕血、便血，心跳和呼吸微弱，该病人处于休克的哪期
A. 休克早期 B. 休克期
C. 休克晚期 D. 濒死期
E. 系统功能衰竭期

25. 患者，男，24 岁。患支气管扩张，突然一次咯血 700ml。病人烦躁，面色苍白，皮肤湿冷，血压 110/94mmHg，脉搏 98 次/分。应判断为
A. 尚未发生休克 B. 休克失代偿期
C. 轻度休克 D. 中度休克
E. 重度休克

26. 患者，女性，35 岁。因车祸急诊入院，诊断为脾破裂，治疗过程中患者出现血压 60/30mmHg，脉搏 120 次/分，病人烦躁不安，皮肤苍白，四肢湿冷。继而出现呼吸困难、发绀，PaO$_2$ 持续降低，降至 51mmHg，予以呼气终末正压给氧。该患者的缺氧类型属于
A. 低张性缺氧 B. 循环性缺氧
C. 混合性缺氧 D. 等张性缺氧
E. 高动力性缺氧

27. 患者，男，8 岁，10 天前由 3 米高处坠落，突发心慌，出汗 1 小时。臀部及左季肋部着地，除受伤部位疼痛外，可以行走。曾到医院检查：心率 84 次/分，血压 108/80mmHg，未见异常。1 小时前患者大便时突感心慌出虚汗，立即来院。查体：脉搏 120 次/分，血压 75/60mmHg，神志尚清，面色苍白，四肢发冷，尿量减少，心肺未见异常，全腹压痛，左上腹较为显著，伴有轻度肌紧张，反跳痛。移动性浊音（+）。以下哪一项不属于患者维持动脉血压的代偿反应
A. 腹腔内脏血流减少 B. 心排出量增加

C. 组织液回流增多　　　D. 容量血管扩张

E. 外周阻力增高

28. 患者，男，38 岁，因发生车祸急诊入院。查体：血压 75/50mmHg，脉搏 114 次/分，呼吸 30 次/分，经输血、输液等紧急治疗后，患者血压和中心静脉压均无明显升高，接下来合理的处理措施是

A. 继续快速补液治疗　　　B. 注射强心剂

C. 给予利尿剂　　　D. 使用扩血管药物治疗

E. 使用缩血管药物治疗

29. 患者，男，26 岁，建筑工人，2 小时前不慎从施工高处坠落，初步判断为股骨骨折伴失血性休克。查体：神志淡漠，面色苍白，皮肤湿冷，血压 85/70mmHg，脉搏 102 次/分，此时采取抗休克治疗时，补充的扩容液应为

A. 全血　　　B. 浓缩红细胞

C. 低分子右旋糖酐

D. 平衡盐溶液　　　E. 葡萄糖盐水

30. 患者，女，23 岁，因交通事故右上腹外伤致肝脏破裂。查体：意识清楚，面色苍白，四肢湿冷，上腹部明显压痛，脉搏 125 次/分，血压 83/65mmHg，尿量较少，口渴，呈过度换气。下列治疗原则中正确的是

A. 先快速补液，待血压正常时手术

B. 快速补液，输血，止血，不手术

C. 立刻剖腹探查止血

D. 积极抗休克治疗，同时迅速手术

E. 先积极抗休克治疗，如病情无好转再手术

31. 患者，女，55 岁。因急性胆囊炎行保守治疗，治疗过程中患者突然出现神情淡漠，嗜睡，皮肤苍白，口唇发绀，全身大汗，尿量减少，呼吸困难。查体：血压 88/65mmHg，体温 39.5℃，心率 105 次/分，白细胞 $14.6×10^9$/L，中性粒细胞 90%。请问该患者最有可能的诊断为

A. 医院获得性肺炎　　　B. 脓毒血症

C. 伴发脑膜炎　　　D. 感染性休克

E. DIC

32. 患者，男，22 岁。咳嗽伴发热 3 天，给予青霉素静脉滴注抗感染治疗，用药后患者突然出现气急、胸闷、烦躁不安。查体：体温 38.5℃，脉搏 140 次/分，呼吸 32 次/分，血压 75/40mmHg，面色苍白，大汗淋漓，两肺可闻及哮鸣音，身体多部位红色皮疹。最可能的原因是 [2018 年临床执业医师考题]

A. 感染性休克　　　B. 哮喘急性发作

C. 急性呼吸窘迫综合征

D. 过敏性休克　　　E. 急性左心衰竭

33. 患者，男，55 岁，出车祸后 6 小时急诊入院。6 小时来未排尿，置导尿管导出黄色尿液 50ml。查体：体温 36.5℃，脉搏 140 次/分，呼吸 28 次/分，血压 65/50mmHg，意识模糊，双肺呼吸音清，未闻及干湿性啰音，心律齐，腹部膨隆，四肢冰冷。最可能的诊断为 [2017 年临床执业医师考题]

A. 轻度休克，神经源性休克

B. 重度休克，神经源性休克

C. 重度休克，低血容量性休克

D. 中度休克，低血容量性休克

E. 中度休克，神经源性休克

34. 患者，女，64 岁，大量呕血 1 天，给予禁食、外周补液治疗。查体：脉搏 100 次/分，血压 90/60mmHg，中心静脉压（CVP）5cmH₂O。10 分钟内静脉输入等渗盐水 250ml 后，测得血压 110/70mmHg，CVP 5cmH₂O。提示病情最可能的情况是 [2016 年临床执业医师考题]

A. 创伤反应　　　B. 心力衰竭

C. 血容量不足　　　D. 血容量相对过多

E. 容量血管过度收缩

35. 患者，男，19 岁。被人踢伤腹部，伤痛 8 小时，尿少 2 小时。查体：血压 68/50mmHg，意识模糊，面色苍白，四肢厥冷，脉搏细速，全腹压痛，有肌紧张，反跳痛（+），移动性浊音（+）。该患者目前的病情为 [2016 年临床执业医师考题]

A. 神经源性休克　　　B. 心源性休克

C. 过敏性休克　　　D. 感染性休克

E. 低血容量性休克

36. 患者，女，32 岁，因急性肺炎入院治疗。治疗期间突然出现寒战、高热、呼吸急促、烦躁不安、面色苍白、脉搏细速、少尿等症状。检查：体温 39.8℃，呼吸 32 次/分，血压 93/62mmHg，心率 110 次/分，根据描述下列判断合理的是

A. 高热引起的精神紧张

B. 病情加重，但没有发生休克

C. 已发生休克，并处在微循环缺血期

D. 已发生休克，并处在微循环淤血期

E. 已发生休克，并处在微循环衰竭期

37. 患者，女，32 岁，体重 50kg，因前置胎盘出现产后大出血。查体：患者意识清楚，表情淡漠，口渴，面色苍白，四肢湿冷，血压 75/60mmHg，

脉搏 118 次/分，尿量 15ml/h。由此可估计该患者失血量达

A. 400 ～ 600ml   B. 600 ～ 800ml
C. 800 ～ 1600ml   D. 2000 ～ 2400ml
E. > 2400ml

【B 型题】

A. 少灌少流   B. 多灌少流
C. 不灌不流   D. 少灌多流
E. 多灌多流

38. 休克早期微循环灌流的特点是
39. 休克中期微循环灌流的特点是
40. 休克晚期微循环灌流的特点是

A. 低血容量性休克   B. 心源性休克
C. 过敏性休克   D. 神经源性休克
E. 感染性休克

41. 大面积心肌梗死可引起
42. 严重腹泻可引起
43. 剧烈疼痛可引起
44. 以血管扩张、血管床容量增加为其主要发病环节的是

A. 肺功能不全   B. 肝衰竭
C. 肾衰竭   D. 胃肠道衰竭
E. 免疫系统功能障碍

45. MODS 病人通常最先出现
46. MODS 时不易被人们发现，但发生率位居第二位的是
47. MODS 时应激性溃疡作为其判断标准的是
48. MODS 时雌激素有助于预防的是

（二）多项选择题

1. 在各类休克晚期均可发生内毒素血症是由于
A. 肠黏膜废用性萎缩   B. 胃肠缺血、缺氧
C. 继发革兰氏阳性菌败血症
D. 肝功能障碍
E. 内毒素从肠道吸收入血增加

2. 休克时酸中毒对机体的影响
A. 使氧离曲线左移   B. 促使 DIC 发生
C. 使心肌收缩性减弱   D. 使血钾升高
E. 血管扩张

3. 心肌抑制因子的作用为
A. 使心肌收缩减弱
B. 使腹腔内脏小血管收缩
C. 降低肾泌尿功能
D. 抑制网状内皮系统的吞噬功能

E. 减少大脑血供

4. 休克时 ATP 不足可引起哪些后果？
A. 细胞内 Na^+ 增多   B. 细胞内 K^+ 增多
C. 细胞水肿   D. 细胞脱水
E. 细胞外 K^+ 增多

5. 休克时脑功能障碍一般发生在
A. 休克早期   B. 休克中期
C. 休克晚期
D. 经治疗后休克的血液动力学已恢复时
E. 休克全程

6. 休克肺患者尸解的病理改变有
A. 间质性和肺泡性肺水肿
B. 局限性肺不张
C. 肺毛细血管内微血栓堵塞
D. 肺泡透明膜形成   E. 肺气肿

7. 扩血管药物不宜用于
A. 失血性休克   B. 心源性休克
C. 过敏性休克   D. 高排低阻型休克
E. 创伤性休克

（三）判断题

1. 低血容量性休克在临床上出现"三高一低"的典型表现：中心静脉压、心输出量、动脉血压升高，总外周阻力降低。（　　）

2. 休克Ⅰ期微循环改变的特点主要是微动脉、后微动脉和毛细血管前括约肌收缩，使毛细血管前阻力增加，真毛细血管开放，血流速度减慢，组织出现多灌少流的情况。（　　）

3. 皮肤、腹腔内脏和肾脏的血管 β-受体密度高，对儿茶酚胺不敏感，收缩不明显。（　　）

4. 休克Ⅱ期微循环的特征性改变是淤血。（　　）

5. 感染性休克多属于低排高阻型休克，外周血管处于收缩痉挛状态。（　　）

6. 休克难治与 DIC 的发生有关，若不发生 DIC，休克不难治。（　　）

7. 休克早期除了儿茶酚胺外，AngⅡ、ADH 均增多。（　　）

8. 休克早期尿量减少是功能性肾衰竭的表现，可通过恢复有效循环血量得到恢复。（　　）

9. MDF 主要由缺血的胰腺产生，可使心肌收缩性减弱。（　　）

10. 对于失血性休克，输血输液的原则是"失多少，补多少"。（　　）

（四）问答题

1. 试述失血性休克早期动脉血压变化的特点及其机制？

2. 试述休克早期变化的代偿意义？

3. 试述休克期微循环变化的特征及其机制？

4. 患者黄××，男性，19岁，外出务工，不慎从高处坠落，事发后由他人救起，体检：面色苍白、脉搏细弱、四肢冷、出汗，左耻骨联合及大腿根部大片瘀斑、血肿。血压65/50mmHg，心率125次/分，体温36.8℃。伤后送医院，途中患者渐转入昏迷，皮肤瘀斑，最终死亡。

问题：该患者应属何种休克？送院前该患者处于休克哪一阶段？此阶段微循环变化的特点是什么？

四、参考答案及解析

（一）单项选择题

【A1型题】

1. [答案] E

[题解] 各种病因强烈作用，有效循环血量急剧减少，组织血液灌流不足，导致主要器官功能严重障碍的全身性病理过程。

2. [答案] C

[题解] 休克时微循环功能紊乱，组织细胞灌流不足是休克主要特征性变化，也是各种机能代谢变化的基础。

3. [答案] B

[题解] 慢性少量失血机体往往可以代偿，但急性大量失血，一次失血量超过总血量的20%即能引起失血休克（成人总血量约为5000 ml，其20%约是1000 ml）。

4. [答案] D

[题解] 单纯感染一般不伴有体液明显丢失，血容量可基本保持正常。

5. [答案] D

[题解] 低血容量性休克包括失血性、烧伤性、创伤性休克及心源性休克，均属低排高阻型休克。感染性休克有部分病例属高排低阻型休克（暖休克）。

6. [答案] A

[题解] 有效循环血量减少，交感-肾上腺髓质系统强烈兴奋，儿茶酚胺大量释放，引起血管收缩，

主要生命器官血液灌流不足和细胞功能紊乱。

7. [答案] A

[题解] 各种原因引起的有效循环血量减少导致交感-肾上腺髓质系统强烈兴奋，儿茶酚胺大量释放入血。

8. [答案] A

[题解] 静脉系统属容量血管，可容纳总血量的60% ～ 70%；休克时肌性微静脉和小静脉收缩，可增加回心血量。

9. [答案] D

[题解] 休克早期，由于微动脉、后微动脉和毛细血管前括约肌比微静脉对儿茶酚胺更为敏感，毛细血管前阻力大于后阻力，毛细血管中流体静压下降，组织液回流增多，起"自身输液"作用。

10. [答案] C

[题解] 该期血压可骤降（如大出血），也可略降，甚至正常（代偿），但脉压差多明显缩小。

11. [答案] A

[题解] 休克时，由于有效循环血量锐减，出现血液重新分布，因不同器官血管对儿茶酚胺反应不一：皮肤、腹腔内脏器官和肾的血管 α-受体密度高，对儿茶酚胺比较敏感，血管收缩；而脑动脉和冠状动脉血管无明显改变，这种变化起"移缓救急"的作用，保证心、脑的功能。

12. [答案] E

[题解] 此期由于缺氧，CO_2 和乳酸在体内堆积，发生酸中毒，导致血管平滑肌对儿茶酚胺的反应性降低，毛细血管前括约肌舒张，微动脉、后微动脉痉挛减轻（甚至扩张），此时微循环后阻力高于前阻力，大量血液进入真毛细血管网，引起微循环淤血。

13. [答案] D

[题解] 休克初期，微循环中的动静脉吻合支是开放的，使一部分动脉血绕过毛细血管网，直接进入微静脉，造成组织缺血性缺氧。

14. [答案] C

[题解] 休克初期，交感-肾上腺髓质系统强烈兴奋，儿茶酚胺大量释放入血，血管收缩，血压并不一定下降，甚至可代偿性地回升到正常，故认为休克时血压均下降是错误的。

15. [答案] B

[题解] 由于缺血缺氧，线粒体氧化磷酸化障碍，糖酵解加强，乳酸生成增多，导致代谢性酸中毒。

16. [答案] D

[题解] 高动力型休克是感染性休克中一种特殊的类型，发病过程中有大量炎症介质产生使小血管扩张、外周阻力降低、回心血量增加，从而导致心脏输出量增加。

17. [答案] D

[题解] 血管紧张素Ⅱ是缩血管物质。

【A2型题】

18. [答案] D

[题解] 休克早期的微循环变化：全身小血管，包括小动脉、微动脉、后微动脉、毛细血管前括约肌和微静脉、小静脉都发生收缩痉挛，口径明显变小，尤其是毛细血管前阻力血管收缩更明显，而动静脉短路开放，血流主要通过直捷通路或动静脉短路回流，组织灌流明显减少。

19. [答案] D

[题解] 低血容量性休克（hypovolemic shock）是指机体血容量减少所引起的休克，常见病因为失血、失液、烧伤、创伤等，大量体液丢失或血管通透性增加可导致血容量急剧减少，静脉回流不足，心排血量减少和血压下降，这类休克主要包括失血失液性休克、烧伤性休克和创伤性休克。

20. [答案] C

[题解] 患者右上腹刀刺伤，脉搏增快，血压稳定，中心静脉压降低（正常值 $5 \sim 10cm\ H_2O$），应诊断为休克代偿期。休克代偿期微循环的特点为少灌少流，灌少于流（C）。D为休克失代偿期微循环特点，E为休克衰竭期微循环特点。

21. [答案] D

[题解] 静脉血管属容量血管，可容纳总血量的 $60\% \sim 70\%$。休克时增加回心血量的两道防线：①肌性微静脉、小静脉和肝脾等储血器官的收缩，可减少血管床容量，迅速而短暂地增加回心血量。这种代偿变化起到了"自身输血"的作用，有利于动脉血压的维持，是休克时增加回心血量和循环血量的"第一道防线"。②由于毛细血管前阻力血管比微静脉收缩强度更大，致使毛细血管中流体静压下降，组织液进入血管。这种代偿变化起到了"自身输液"的作用，是休克时增加回心血量的"第二道防线"。

22. [答案] A

[题解] 同上题。

23. [答案] A

[题解] 休克是烧伤早期常见的严重并发症，主要为烧伤局部或远隔部位毛细血管通透性增加，体液丢失，导致低血容量性休克，此期休克的始动环节是血容量减少。全身感染是大面积烧伤的晚期并发症。

24. [答案] C

[题解] 该患者外伤创伤病史，体检：神志不清，无脉搏，无血压，无尿，体温不升，全身广泛出血倾向，可见大片皮下瘀斑，并有呕血、便血，心跳和呼吸微弱，提示患者正处于休克的晚期（微循环衰竭期）。

25. [答案] A

[题解] 该患者有咯血病史，体检：病人烦躁，面色苍白，皮肤湿冷，血压110/94mmHg，脉搏98次/分，提示机体有出血，但可通过代偿使血压和组织灌流量基本保持在正常范围内，尚未发生休克。休克指数=脉搏/收缩压 =98/110，休克指数＜1.0，尚未发生休克。

26. [答案] C

[题解] 失血性休克患者，因血液循环障碍有循环性缺氧，又可因大量失血加上复苏过程中大量输液使血液过度稀释，引起血液性缺氧，若并发急性呼吸窘迫综合征，则还可出现低张性缺氧，可判断该患者的缺氧类型属于混合性缺氧。

27. [答案] D

[题解] 据外伤史，体检：全腹压痛，左上腹为显著，伴有轻度肌紧张，反跳痛，移动性浊音（+），提示有腹腔积液（积血），腹部闭合性损伤，脾破裂可能。心悸，出汗，血压低，脉压差为15mmHg，低于正常，脉压差缩小，初步诊断为失血性休克，早期（代偿期）。休克早期动脉血压的维持主要通过以下三方面机制来实现。①回心血量增加：静脉血管属容量血管，可容纳总血量的 $60\% \sim 70\%$。休克早期交感神经强烈兴奋及缩血管物质的大量释放，肌性微静脉、小静脉和肝脾等储血器官的收缩，可减少血管床容量，迅速而短暂地增加回心血量，由于毛细血管前阻力血管比微静脉收缩强度更大，致使毛细血管中流体静压下降，组织液进入血管。②心排出量增加：休克早期，心脏尚有足够的血液供应，在回心血量增加的基础上，交感神经兴奋和儿茶酚胺的增多可使心率加快，心收缩力加强，心排血量增加，有助于血压的维持。③外周阻力增高：在回心血量和心排血量增加的基础上，全身小动脉痉挛收缩，可使外周阻力增高，血压回升。

28. [答案] A

[题解] 根据描述患者发生了失血性休克,经输血、输液后,中心静脉压和血压仍低,提示补液量仍不足,需进一步补充血容量。

29.[答案] D

[题解] 补充血容量是休克治疗的关键。发生失血性休克时,尽管丧失的主要是血液,但在补充血容量时,应遵循"先晶体后胶体,先盐后糖",晶体是血浆渗透压最主要组成部分,休克患者大量补充晶体溶液,对于保持细胞内外的水平衡极为重要,因此静脉快速滴注等渗盐水或平衡盐溶液通常是首选的治疗。

30.[答案] D

[题解] 对于肝脏破裂并发低血容量性休克的情况,应该积极进行抗休克治疗保证血压等生命体征稳定,同时应迅速实施手术去除原发病灶尽快止血。

31.[答案] D

[题解] 感染性休克常继发于急性腹膜炎、胆道感染、绞窄性肠梗阻等,为内毒素性休克。患者因急性胆囊炎住院,突然出现神情淡漠,嗜睡,皮肤苍白,口唇发绀,全身大汗,尿量减少,呼吸困难,查体:血压88/65mmHg,提示有休克发生,结合体温、白细胞和中性粒细胞升高,则是感染性休克的特征性表现。

32.[答案] D

[题解] 结合患者用青霉素及相应体征和临床表现,考虑为过敏性休克(D对A错)。哮喘急性发作的患者有哮喘病史,有反复发作的喘息、气急、胸闷等症状(B错)。急性呼吸窘迫综合征主要表现为呼吸窘迫、顽固性低氧血症(C错)。急性左心衰竭主要表现为劳力性呼吸困难、夜间阵发性呼吸困难与端坐呼吸(E错)。

33.[答案] C

[题解] 车祸外伤史是低血容量性休克的主要病因,尿少提示进入休克失代偿期。收缩压在70mmHg以下,意识模糊,四肢冰冷,符合重度休克临床表现。综上所述,最可能的诊断是重度休克,低血容量性休克。

34.[答案] C

[题解] 中心静脉压代表了右心房或者胸腔段腔静脉内压力的变化,可反映全身血容量与右心功能之间的关系,血压反映的是心脏射血能力和血管阻力,两者可反映心功能和血容量之间的关系,可总结为当CVP高,血压低,提示心功能不全或血容量相对过多;当CVP高,血压正常,提示容量血管过度收缩;CVP正常,血压低,提示心功能不全或血容量不足;CVP低,血压正常,为血容量不足(代偿期);CVP低,血压低,为血容量严重不足(失代偿期)。患者查体血压90/60mmHg(血压过低),CVP 5cmH_2O(中心静脉压正常最低值),经静脉输入等渗盐水250ml后,血压110/70mmHg(血压升高为正常值,脉压差增大),CVP 5cmH_2O(中心静脉压正常最低值),提示病情最可能的情况是休克有好转迹象,但血容量不足(C对)。本例患者失血不是由机械性因素引起,不考虑创伤反应。

35.[答案] E

[题解] 腹部被踢伤,当引起实质脏器破裂出血时可造成失血性休克,血压68/50mmHg,意识模糊,面色苍白,四肢厥冷,脉搏细速,提示重度休克发生。全腹压痛,有肌紧张,反跳痛阳性是腹膜刺激征的表现,提示腹腔实质脏器损伤。移动性浊音阳性说明有腹腔积液,考虑腹腔脏器有出血。结合该患者病史、临床表现、查体,考虑诊断为低血容量性休克,因腹部损伤引起的脏器出血所致。感染性休克常继发于空腔脏器破裂引起急性腹膜炎后,但是空腔脏器破裂,很少见移动性浊音阳性。过敏性休克是由于组织肥大细胞及循环中嗜碱细胞释放的介质导致。神经源性休克是因神经系统功能障碍或损伤导致周围血管的收缩舒张功能障碍,如脊髓损伤引起的休克。心源性休克是心脏的心泵功能衰竭导致,以充血性心力衰竭为典型表现,主要由缺血性心肌损伤引起。

36.[答案] C

[题解] 该患者因急性肺炎入院后突然出现寒战高热、呼吸急促、烦躁不安、面色苍白、脉搏细速、少尿等症状,提示已有休克的表现发生。呼吸32次/分,血压93/62mmHg,心率110次/分,说明机体由于外周毛细血管收缩等代偿作用尚能维持心脏和脑的血液供应,但微循环是存在缺血缺氧的,当超过了代偿过程进入失代偿的情况下,那么就会出现动脉血压降低,患者的生命就非常危险了。因此由题干所述表现休克处于微循环缺血期,即休克早期(代偿期)。

37.[答案] C

[题解] 根据题干描述的临床表现和体征,患者明显发生了失血性休克,且为中度休克,失血量应为20%~40%。正常情况下,人体的血量约为体重的8%,该患者体重50kg,总血量约4000ml,

故 C 答案正确。

【B 型题】

38.［答案］D

［题解］休克早期毛细血管前阻力增加，其毛细血管网关闭，动-静脉吻合支开放，血液通过直接通路和开放的动静-脉吻合支血流，由于毛细血管前阻力血管比后阻力血管收缩明显，前阻力大于后阻力，所以微循环灌流特点是少灌多流。

39.［答案］B

［题解］休克中期微循环淤血，血流缓慢，细胞嵌塞，使微循环流出道阻力增加，毛细血管后阻力大于前阻力，所以微循环灌流特点是多灌少流。

40.［答案］C

［题解］休克晚期由于严重缺血和酸中毒，微血管平滑肌失去对儿茶酚胺的反应，呈麻痹性扩张，微循环血流停止，所以不灌不流。

41.［答案］B

［题解］大面积心肌梗死可引起心脏泵血功能障碍，心排血量急剧下降，引起心源性休克。

42.［答案］A

［题解］严重腹泻丢失大量体液，使血容量减少，导致低血容量性休克。

43.［答案］D

［题解］剧烈疼痛可抑制交感缩血管功能，使阻力血管扩张，血管床容积增大，有效循环血量相对不足而引起休克，称为神经源性休克。

44.［答案］C

［题解］过敏性休克的主要发病环节是血管扩张，血管床容积增大。感染性休克中的高动力型休克时外周血管扩张，而低动力型休克时外周血管收缩，故选 C。

45.［答案］A

［题解］肺是全身静脉血的滤器和重要代谢器官，肺功能不全在 MODS 病人通常最先出现。

46.［答案］B

［题解］由于肝代谢能力强，MODS 时肝衰竭常不易被人们发现。

47.［答案］D

［题解］胃肠道微循环障碍，胃上皮黏膜持续缺血缺氧，引起胃黏膜变性坏死，导致应激性溃疡。

48.［答案］E

［题解］有资料表明，雌激素可预防免疫系统功能障碍，一般认为是通过调节胸腺功能发挥作用。

（二）多项选择题

1.［答案］ABDE

［题解］各类休克晚期，均可发生内毒素血症，这是由于肠道内菌丛大量繁殖产生的内毒素可因肠黏膜屏障作用削弱而大量入血。缺血、淤血等原因也可引起肝脏损害，使从肠道入血的细菌内毒素不能充分被解毒，而促进内毒素血症的发生。

2.［答案］BCDE

［题解］酸中毒损伤血管内皮，使胶原纤维暴露，激活内源性凝血系统，促使 DIC 发生。酸中毒时，H^+ 移向细胞内，K^+ 从细胞内逸出至细胞外液，可导致高血钾；酸中毒时，H^+、Ca^{2+} 与肌钙蛋白竞争性结合，使 Ca^{2+} 与肌钙蛋白结合减少，影响心肌收缩性能，酸中毒使氧离曲线右移，而不是左移。

3.［答案］ABD

［题解］心肌抑制因子（MDF）是一种低分子多肽，休克时其血浆浓度可达 0.1 ～ 1ng/ml，MDF 作用主要是使心肌收缩性减弱，也能使腹腔内小血管收缩及抑制网状内皮系统的吞噬功能。

4.［答案］ACE

［题解］ATP 不足，细胞膜上钠泵（Na^+-K^+-ATP 酶）运转失灵，因而细胞内 Na^+ 增多，导致细胞水肿及细胞外液 K^+ 增多。

5.［答案］BC

［题解］休克早期，由于血液重新分布，脑功能一般没有明显障碍，休克期及休克晚期，动脉血压进行性降低，脑的灌流严重不足，由于脑的耗氧率很高，对缺血氧极为敏感，可出现脑功能障碍。

6.［答案］ABCD

［题解］上述均为休克肺的病理特点，由于有上述变化的肺发生严重的肺泡通气血液比例失调和弥散障碍，从而发生进行性低氧血症，且此种低血氧难用一般供氧方法所纠正。

7.［答案］CD

［题解］因过敏性休克和高排低阻型休克患者血管已扩张，故不宜再使用扩血管药。

（三）判断题

1.［答案］×

［题解］低血容量性休克在临床上出现"三低一高"的典型表现：中心静脉压、心输出量、动脉血压降低，总外周阻力升高，不是"三高一低"。

2. [答案] ×

[题解] 休克 I 期毛细血管前阻力大于后阻力，组织出现少灌多流的情况。

3. [答案] ×

[题解] 皮肤、腹腔内脏和肾脏的血管 α-受体密度高，对儿茶酚胺敏感，收缩明显。

4. [答案] √

[题解] 休克 II 期微循环的特征性改变是微循环淤血，又称为淤血缺氧期。

5. [答案] ×

[题解] 感染性休克早期为高排低阻型休克，外周血管扩张，可继续发展为低排高阻型休克。

6. [答案] ×

[题解] 休克难治不仅与 DIC 的发生有关，还与微血管麻痹性扩张，毛细血管无复流现象有关，这些都是导致休克难治的因素。

7. [答案] √

[题解] 休克早期交感兴奋，儿茶酚胺释放增多，其他缩血管物质如 AngII、ADH 也增多。

8. [答案] √

[题解] 休克早期交感兴奋，肾血管收缩，尿量减少，属于功能性肾衰竭的表现。当恢复有效循环血量后，肾血流增多，尿量得到恢复。

9. [答案] √

[题解] MDF，即心肌抑制因子，主要由缺血的胰腺产生，可使心肌收缩性减弱。

10. [答案] ×

[题解] 失血性休克输血输液的原则应该是"需多少，补多少"，而不是"失多少，补多少"。

（四）问答题

1. [答题要点] 休克代偿期患者的血压可轻度下降或不下降，有时患者因代偿作用反而比正常略升高，但脉压大多明显缩小。维持动脉血压的重要机制：①"自身输血"和"自身输液"，使回心血量增加；②交感神经兴奋和儿茶酚胺增多，使心率加快，心收缩力加强，心排血量增加；③交感神经兴奋和儿茶酚胺增多，使全身小动脉收缩，外周阻力增加，血压升高。

2. [答题要点] 休克 I 期微循环变化特点是缺血、缺氧。这种变化虽然可导致皮肤、腹腔内脏各器官缺血、缺氧，但从整体看，却具有代偿意义。

①"自身输血"：肌性微动脉和小静脉收缩，肝脾储血库收缩，迅速增加回心血量，减少血管床容积，维持血压稳定；②"自身输液"：由于微动脉、后微动脉和毛细血管前括约肌比微静脉对儿茶酚胺更敏感，导致毛细血管前阻力大于后阻力，毛细血管中流体静压下降，组织液血流增多；③血液重新分布，不同器官的血管对儿茶酚胺反应敏感性不同，皮肤、腹腔内脏和肾脏血管 α-受体密度高，对儿茶酚胺比较敏感，收缩明显，而脑动脉和冠状动脉血管则无明显改变。保证心、脑、肾等生命器官的功能。

3. [答题要点] 休克期又称为休克进展期，可逆性失代偿期，休克 II 期，休克中期。此期微循环变化特点是淤血：①内脏微血管自律运动消失，终末血管床对儿茶酚胺的反应性降低，血管扩张；②微动脉和后微动脉痉挛较前减轻，血液不再局限于通过直接通路回流，而是由弛张的毛细血管前括约肌大量进入真毛细血管网；③微循环灌流的特点：灌多流少，毛细血管中血液淤滞，处于低灌流状态，组织细胞严重淤血性缺氧，故名淤血性缺氧期。

机制：①酸中毒：缺氧和淤血使 CO_2 和乳酸堆积，微血管平滑肌对儿茶酚胺反应性降低；②局部舒血管代谢产物增多，包括肥大细胞释放的组胺，ATP 分解产物腺苷堆积，激肽类物质生成增多等，细胞解体（坏死），释放 K^+ 增多，钙内流减少，使血管反应性与收缩性降低；③血流流变学改变；④内毒素的作用。

4. [答题要点]

（1）该患者应属失血性休克（低血容量性休克）。

（2）送院前该患者处于休克初期（缺血缺氧期）。

（3）此阶段微循环变化的特点是：休克早期，由于各种原因引起有效循环血量减少，交感-肾上腺髓质系统兴奋，儿茶酚胺大量释放入血，皮肤、内脏和肾的小血管收缩痉挛，其微循环变化特点是缺血、缺氧。微动脉、后微动脉、毛细血管前括约肌收缩，前阻力高于后阻力；真毛细血管网关闭，血流量减少，血流速度减慢；β-肾上腺素受体受到刺激，使动-静脉吻合支开放，导致循环非营养性分流增加，营养性血流减少；微循环灌注是少灌、少流，灌少于流，组织缺血、缺氧，故称为缺血缺氧期。

（李　霞　张　丽　马家庆）

第八章　弥散性血管内凝血

一、学习要求与主要内容

（一）目的要求

A. 知识目标

1. 能够描述弥散性血管内凝血（disseminated intravascular coagulation，DIC）的概念、原因、发病机制。

2. 能够说明弥散性血管内凝血时机体各器官系统的功能代谢变化，并解释其发生机制。

3. 能够阐述影响弥散性血管内凝血发生发展的因素。

B. 技能目标

1. 能够结合实验室资料解释"3P"试验的原理。

2. 能够结合临床表现和实验室检查辨别弥散性血管内凝血的分期，并根据理论知识提出防治基础。

C. 情感、态度和价值观目标　通过讨论休克与弥散性血管内凝血互为因果的机制，体会各病理过程之间的相互转换，从而明白局部和整体的关系，树立整体观，做到见病也见人。通过总结病因、发病机制、临床表现和实验室检查和治疗原则，体会同一个疾病或病理过程应通过病史、症状、体征、辅助检查、治疗反馈等多角度进行验证，同时可通过病因、发病机制、症状等多角度设计治疗方案。

（二）主要内容

1. 基本概念　弥散性血管内凝血、溶血性贫血、"3P"试验。

2. DIC 的原因　产科意外、感染性疾病、恶性肿瘤、严重创伤、毒蛇咬伤等。

3. DIC 的发病机制

（1）组织因子释放，启动凝血系统。

（2）血管内皮细胞损伤，凝血、抗凝调控失调。

（3）血细胞大量破坏，血小板被激活。

（4）其他促凝物质入血。

4. 影响弥散性血管内凝血发生发展的因素

（1）单核吞噬细胞系统功能受损。

（2）血液凝固的失调及血液高凝状态。

（3）肝功能严重障碍。

（4）微循环障碍。

5. 弥散性血管内凝血的临床表现及其发生机制

（1）出血：①凝血物质被消耗而减少；②纤溶系统被激活；③纤维蛋白（原）降解产物（FDP/FgDP）形成。

（2）休克：①广泛微血栓形成；②血管床容量增加；③血容量减少；④心泵功能障碍。

（3）脏器功能障碍。

（4）微血管病性溶血性贫血。

二、章节知识点思维导图

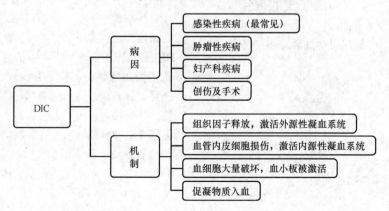

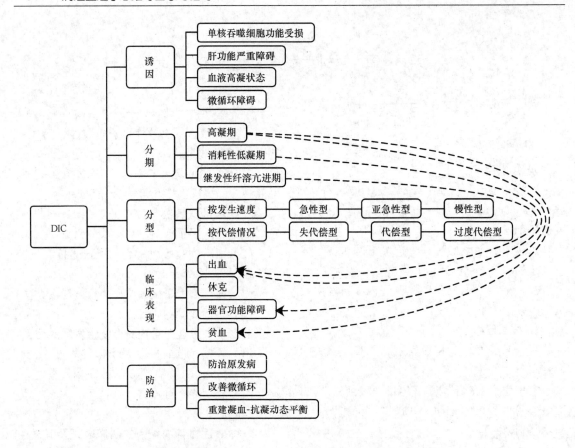

三、复习思考题

（一）单项选择题

【A1 型题】

1. 在启动凝血过程中起主要作用的是

A. 血小板   B. FⅦ

C. FⅫ   D. FⅢ

E. 凝血酶

2. 血小板释放反应中，致密颗粒可释放

A. 5-HT   B. 纤维蛋白原

C. TXA_2 D. 纤维连接蛋白

E. 凝血酶敏感蛋白

3. 使 AT-Ⅲ灭活凝血酶作用明显增强并在血管内皮细胞表达的是

A. PGI_2 B. NO

C. ADP 酶   D. APC

E. HS

4. 全身性施瓦茨曼反应促进 DIC 发生的原因是

A. 抗凝物质合成障碍   B. 血液高凝状态

C. 单核巨噬细胞系统功能受损

D. 微循环障碍   E. 纤溶系统受抑制

5. DIC 患者最初常表现为

A. 少尿   B. 出血

C. 呼吸困难   D. 贫血

E. 嗜睡

6. 急性 DIC 过程中，各种凝血因子均可减少，其中减少量最为突出的是

A. 纤维蛋白原   B. 凝血酶原

C. Ca^{2+} D. FX

E. FⅫ

7. DIC 引起的贫血属于

A. 再生障碍性贫血   B. 失血性贫血

C. 中毒性贫血   D. 溶血性贫血

E. 缺铁性贫血

8. DIC 最主要的病理生理学特征是

A. 大量微血栓形成   B. 凝血功能失常

C. 纤溶过程亢进   D. 凝血物质大量被消耗

E. 溶血性贫血

9. 引起微血管病性溶血性贫血发生的主要因素是

A. 微血管内皮细胞大量受损

B. 纤维蛋白丝在微血管内形成细网

C. 小血管内血流淤滞

D. 微血管内大量微血栓形成

E. 小血管强烈收缩

10. DIC 时，血液凝固性表现为

A. 凝固性增高   B. 凝固性降低

C. 凝固性先增高后降低

D. 凝固性先降低后增高   E. 凝固性无明显变化

11. 关于 D-二聚体的表述，哪一项是错误的

A. 在继发性纤溶亢进时，血中 D-二聚体增高

B. 在原发性纤溶亢进时，血中 FDP 增高，D-二聚体并不增高

C. D-二聚体是纤溶酶分解纤维蛋白的产物

D. D-二聚体是纤溶酶分解纤维蛋白原的产物

E. D-二聚体是 DIC 诊断的重要指标

12. 大量使用肾上腺皮质激素容易诱发 DIC 是因为

A. 组织凝血活酶大量入血

B. 血管内皮细胞广泛受损

C. 增加溶酶体膜稳定性

D. 单核吞噬细胞系统功能抑制

E. 肝素的抗凝活性减弱

【A2 型题】

13. 患儿，男，4 岁，因发热、呕吐、皮肤有出血点就诊。入院行出血点涂片检查，查出脑膜炎球菌。治疗过程中出血点逐渐增多呈片状，血压由入院时的 90/60mmHg 降至 65/40mmHg。可能发生下列哪项检查异常

A. 血小板计数正常   B. 凝血酶原时间缩短

C. 纤维蛋白原含量增加   D. 3P 试验阳性

E. 凝血酶原时间缩短

14. 上题中 3P 试验主要检测

A. 纤维蛋白原   B. 纤维蛋白单体

C. 纤维蛋白（原）降解产物

D. TF   E. 凝血酶活性

15. 患者，女，22 岁，因咳嗽、高热、寒战、皮肤黏膜出血 2 天就诊。入院查：血红蛋白 100g/L，白细胞 15×10^9/L，血小板 50×10^9/L，凝血酶原时间 22 秒（正常对照 15 秒），纤维蛋白原定量 1.1g/L（正常参考值 2～4g/L），3P 试验阳性，肝功正常。最可能的诊断是

A. 弥散性血管内凝血

B. 重症肝病合并凝血功能异常

C. 原发性纤溶亢进

D. 血友病   E. 感染合并 DIC

16. 患者女，25 岁，孕 2 产 1，因停经 30 周，阴道流血 20 分钟来诊。入院 B 超显示胎盘早剥。入院后阴道流血不止，输血 2000ml 后仍有阴道流血，皮肤黏膜有广泛出血点，右眼球结膜下出血，纤维蛋白原 1.2g/L，3P 试验阳性。其出血不止的主要原因可能是

A. 特发性血小板减少性紫癜

B. 肝功能受损致凝血功能障碍

C. 并发急性再生障碍性贫血

D. 并发弥散性血管内凝血

E. 输血过多致稀释性血小板减少

17. 患者女，50 岁，因高热、寒战 4 天，意识模糊 1 天入院，根据临床表现和实验室检查确诊为大肠埃希菌败血症、DIC。导致患者 DIC 发生的关键环节是

A. FⅫ 的激活   B. TF 大量入血

C. 凝血酶大量生成

D. 纤溶酶原激活物的生成

E. FV 的激活

18. 上题中患者实验室检查显示：Hb80g/L（正常值 110～150g/L），外周血涂片中见红细胞碎片，该患者红细胞计数降低的原因是

A. 缺铁   B. 脾功能亢进

C. 中毒   D. 红细胞机械性损伤

E. 叶酸缺乏

19. 上题中该患者的贫血属于

A. 溶血性贫血   B. 失血性贫血

C. 中毒性贫血   D. 再生障碍性贫血

E. 缺铁性贫血

20. 患者女，50 岁，因转移性右下腹痛 1 天，加重 5 小时入院。入院查体：急性痛苦病容，体温 39.5℃，血压 85/50 mmHg，腹肌紧张，全腹压痛反跳痛明显，全身散在的出血点和瘀斑。该患者的出血点和瘀斑与下列哪项无关

A. Ⅲ因子释放增加   B. TXA_2-PGI_2 平衡失常

C. 内皮细胞损伤   D. 血液流变学异常

E. 去甲肾上腺素分泌减少

21. 患者，男，31 岁，因从二楼跌落 1 小时入院，入院检查无骨折，无开放性伤口，全身大面积瘀斑，球结膜出血。实验室检查：Hb 85 g/L，WBC 1.5×10^9/L，血小板 53×10^9/L，血清 K^+6.5mmol/L，下列哪项是该患者出血的主要原因

A. 血小板减少   B. 血小板功能异常

C. 纤维蛋白溶解亢进   D. 组织因子释放入血

E. 血红蛋白减少

22. 患者女性，29 岁，因交通事故右下肢受伤，

右腿在车下压迫大约 4 小时后才得到解救，伤腿从腹股沟以下开始往远端肿胀，救出后立即送往医院。伤后 17 天，患者每日尿量 100ml，右脚趾发生坏死，伴呕血、黑便。第 23 天，平均尿量为 50 ～ 100ml/24h，尿中有蛋白和颗粒、细胞管型。血小板 56×10⁹/L，血浆纤维蛋白原 1.3g/L（正常 2 ～ 4g/L），凝血时间显著延长，3P 试验阳性。该患者发生的病理过程主要有

A. 休克　　　　　　　　B. 缺氧
C. 弥散性血管内凝血　　D. 高钾血症
E. 脱水

23. 上题中患者发生该病理过程的主要始动因素是
A. 组织因子释放入血　　B. 肝功能障碍
C. 血细胞大量破坏　　　D. 促凝物质入血
E. 急性大失血

24. 31 岁男性患者，因发热伴鼻出血、牙龈出血、皮肤瘀斑 1 周入院，入院抽血化验时发现皮肤穿刺点渗血不止。化验结果：Hb 90g/L，WBC 1.5×10⁹/L，血小板 85×10⁹/L，骨髓穿刺见有核细胞增生明显活跃，诊断为急性髓细胞白血病。该患者出血最主要的原因是
A. 血小板减少　　　　　B. 血小板功能异常
C. 纤维蛋白溶解亢进
D. 血中有类肝素抗凝物质
E. 白血病细胞释放促凝物质引起弥散性血管内凝血

25. 上述患者入院后第二天全身多处发生瘀点、瘀斑，大便黑色，潜血（++++），少尿，肉眼血尿，血压 80/50mmHg，脉搏 102 次/分，脉细速。急诊实验室检查：Hb 70 g/L，RBC 2.7×10¹²/L，外周血见裂体细胞，PLT 50×10⁹/L，Fbg 1.8g/L（正常值 2 ～ 4g/L）；凝血酶原时间 20.9 秒（正常值 12 ～ 14 秒），3P 试验阳性（正常阴性），24 小时尿量 80ml。该患者的主要临床表现不包括
A. 出血　　　　　　　　B. 器官功能障碍
C. 休克　　　　　　　　D. 贫血
E. 脱水

26. 患者女，29 岁，因停经 39 周，阴道见红 2 小时入院，产科检查正常，胎心音在正常范围内。入院后 2 小时开始腹痛，4 小时阵发痛加剧送入产房，之后出现阴道流血，胎心音减慢，B 超显示胎盘早剥，胎儿宫内窘迫，急行剖宫产，术中发现子宫不完全破裂，腹腔积血 300ml，血尿 100ml，胎儿娩出已死，行子宫次全切除。化验结果显示 RBC 计数降低，血小板计数降低，纤维蛋

白原降低，3P 试验阳性，抢救无效死亡。该患者妊娠末期发生 DIC 的诱因是
A. 单核吞噬细胞系统功能低下
B. 血液处于高凝状态　　C. 血中的促凝物质增多
D. 纤溶活性增强　　　　E. 微循环障碍

27. 该患者的治疗措施不包括
A. 吸氧　　　　　　　　B. 输血
C. 重建凝血和抗凝动态平衡
D. 补充大剂量肾上腺素　E. 防治休克

28. 该患者 3P 试验主要检测
A. 纤维蛋白原含量　　　B. 纤维蛋白单体含量
C. 凝血酶活性　　　　　D. TF 含量
E. 纤维蛋白（原）降解产物含量

29. 患者男，58 岁，身高 172 厘米，体重 122 公斤，喝酒 40 年，每日饮酒半斤，多年前诊断为"脂肪肝"，最近半年常感乏力，经常发生鼻出血、牙龈出血，右下腹胀痛，食欲不振，体重降低，入院后辅助检查显示：血小板计数降低，纤维蛋白原含量降低，凝血时间延长，诊断为肝硬化合并 DIC，该患者发生 DIC 的因素和以下哪项无关
A. 凝血酶原等凝血因子生成减少
B. 组织因子释放入血
C. 活化的凝血因子灭活减少
D. 内皮细胞损伤，凝血Ⅻ因子释放入血
E. 蛋白 C 等抗凝物质生成减少

30. 患者女，43 岁，农民，因上山采药时被毒蛇咬伤右手食指 4 小时来诊，入院时神志清楚，右手红肿，疼痛剧烈，皮肤出现瘀斑。入院后很快发生伤口出血不止，并出现呕血、黑便、血尿、无尿，实验室检查支持 DIC 诊断。患者发生 DIC 的主要发病机制是
A. 蛇毒使血管内皮广泛受损，激活Ⅻ因子
B. 蛇毒作为促凝物质，入血导致 DIC
C. 蛇毒使红细胞大量破坏
D. 蛇毒使白细胞大量破坏
E. 伤口组织大量破坏，组织因子入血

31. 男性患者，50 岁，大量饮酒、饱餐后突发腹痛，同时伴有恶心、呕血，入院诊断为急性重症胰腺炎合并 DIC，该患者发生 DIC 的机制是
A. 胰酶激活凝血酶原，促进凝血酶生成
B. 胰酶通过钙与组织因子形成复合物
C. 胰酶导致血管内皮广泛损
D. 胰腺破坏红细胞
E. 胰酶引起激肽释放酶原激活

32. 患者女，47岁，因黑便10天，呕血7小时入院，入院查 Hb 56g/L，以上消化道出血，重度贫血收入院。入院后进行输血治疗，输血快结束时责任护士常规巡视患者，询问"有什么不舒服吗？"患者诉口唇及舌头麻木，稍有寒战。立即停止输血，患者随后出现发热，尿液呈酱油色，急诊查3P试验阳性，诊断为溶血反应合并DIC。该患者发生DIC的原因不包括

A. 红细胞膜凝脂可局限凝血因子
B. 红细胞膜凝脂可促进血小板的释放反应
C. 白细胞破坏，释放大量组织因子
D. 血红素具有组织因子样作用
E. ADP可激活血小板

【B型题】

A. 醛固酮增多症
B. Addison 病
C. 华-佛综合征
D. Cushing 综合征
E. 席汉综合征

33. DIC 累及肾上腺时可发生
34. DIC 累及垂体时可发生

A. 纤溶系统异常活跃，FDP增多
B. 继发性纤溶系统激活，血中凝血因子和血小板减少
C. 纤溶系统异常活跃，血中凝血因子和血小板增多
D. 凝血系统被激活，血中凝血酶增多
E. 凝血系统被激活，FDP增多

35. 高凝期
36. 消耗性低凝期
37. 继发性纤溶亢进期

A. 血管内皮广泛受损，激活Ⅻ因子导致DIC
B. 组织严重破坏，造成组织因子入血，导致DIC
C. 红细胞大量破坏导致DIC
D. 白细胞大量破坏导致DIC
E. 其他促凝物质入血导致DIC

38. 急性早幼粒细胞白血病是通过
39. 毒蛇咬伤是通过
40. 恶性肿瘤坏死是通过

（二）多项选择题

1. 引起急性DIC常见的原因有
A. 恶性肿瘤 B. 严重创伤
C. 严重感染 D. 异型输血
E. 产科意外

2. 在DIC发病过程中容易发生功能衰竭的脏器有
A. 心 B. 肾
C. 肝 D. 肺
E. 肾上腺

3. 妊娠三周开始，孕妇血液中增多的物质有
A. PAI B. AT-Ⅲ
C. t-PA D. 血小板
E. u-PA

4. 纤维蛋白（原）降解产物中，具有抗凝血酶作用的片段是
A. D片段 B. E片段
C. Y片段 D. X片段
E. 纤维肽A

5. DIC患者可出现哪些临床表现
A. 出血 B. 休克
C. 希恩综合征 D. 贫血
E. 少尿

（三）判断题

1. 创伤、烧伤、产科意外等可导致组织损伤，释放大量组织因子入血，启动内源性凝血系统。（ ）
2. 各种FDP片段的检查在DIC的诊断中具有重要意义，在DIC患者，"3P"试验可呈阴性。（ ）
3. DIC病人可伴有一种特殊类型的贫血——微血管病性溶血性贫血。（ ）
4. FDP具有抗凝和增加血管通透性的作用。（ ）
5. DIC与休克互为因果，形成恶性循环。（ ）
6. 在DIC的消耗性低凝期，凝血因子和血小板因出血导致大量丢失。（ ）
7. DIC的出血表现常为较固定部位的皮肤出血与瘀斑。（ ）
8. D-二聚体检测是反映继发性纤溶亢进的重要指标。（ ）
9. DIC时会发生出血和贫血表现，通常是贫血程度比出血程度严重。（ ）
10. 纤溶酶可分解Fbn但不能分解Fbg。（ ）

（四）问答题

1. 简述严重感染导致DIC的机制。
2. 简述DIC引起出血的机制。
3. 某患儿发热、呕吐、皮肤有出血点入院，出血点涂片检查见脑膜炎双球菌。治疗中出血点逐渐增多呈片状，血压由入院时的92/94mmHg降至60/40mmHg。

试分析:

(1) 患儿可能是什么诊断? 诊断依据是什么?

(2) 应进一步对该患儿做什么检查?

(3) 简述患儿发生此种病理过程的原因是什么?

四、参考答案及解析

(一) 单项选择题

【A1 型题】

1. [答案] D

[题解] 目前认为, 在启动凝血过程中起主要作用的是外源性凝血系统的激活。外源性凝血系统的激活是从组织因子的释放开始, 组织因子 (tissue factor, TF) 是由 263 个氨基酸残基构成的跨膜蛋白, 血管外层的平滑肌细胞、成纤维细胞、周细胞可恒定表达 TF, 一旦血管壁损伤, TF 入血则可启动凝血系统。但是, 与血浆直接接触的血管内皮细胞, 以及血液中的单核细胞、中性粒细胞、有可能接触血液的组织巨噬细胞等并不表达 TF。因此, 血液中可能有少量激活的凝血因子Ⅶ (Ⅶa), 但正常时, 由于血管内没有 TF 释放, 凝血过程不能启动。

2. [答案] A

[题解] 血小板的致密颗粒可释放 5-HT。

3. [答案] E

[题解] 本题考查记忆, 答案是 HS。

4. [答案] C

[题解] 全身性施瓦茨曼反应第一次进入体内的内毒素大量消耗单核巨噬细胞, 导致单核巨噬细胞系统功能被 "封闭", 故答案选 C。

5. [答案] B

[题解] 出血常为 DIC 患者最初的表现。可有多部位出血倾向, 如皮肤瘀斑、紫癜、呕血、黑便、咯血、血尿、牙龈出血、鼻出血及阴道出血等。出血程度不一, 严重者可同时多部位出血, 轻者可只有伤口或注射部位渗血不止。

6. [答案] A

[题解] 纤维蛋白原是凝血过程中一系列酶促反应的最终底物, 故 DIC 时, 各种凝血因子均减少, 而以纤维蛋白原消耗最为突出, 因此血浆纤维蛋白原含量测定是 DIC 的主要诊断依据之一。

7. [答案] D

[题解] DIC 时微循环毛细血管内有广泛的纤维蛋白性微血栓形成, 纤维蛋白丝在微血管内形成许多细网, 当大量红细胞通过这些网孔时, 被这些网丝黏着、切割, 再加上血流不断冲击, 导致红细胞大量破坏, 故 DIC 引起的贫血是由于红细胞在微血管内破坏而造成的, 称为微血管病性溶血性贫血。

8. [答案] B

[题解] DIC 是在某些致病因子作用下, 凝血因子或血小板被激活而引起的一个以凝血功能失常为主要特征的病理过程。凝血功能失常主要包括 DIC 早期凝血活性增强而形成大量的微血栓, 也包括由于凝血物质大量消耗及继发性纤溶增强所引起的广泛出血等。

9. [答案] B

[题解] 详见 7 [题解]。

10. [答案] C

[题解] 在 DIC 发病中, 早期因凝血过程被激活, 大量凝血酶生成, 血液处于高凝阶段, 形成大量微血栓。随着凝血过程的激活, 凝血物质不断地消耗, 同时继发性纤溶活性增强, 故在 DIC 晚期又表现为低凝状态, 临床改变是器官明显出血。

11. [答案] D

[题解] D-二聚体来源于纤溶酶溶解的交联纤维蛋白凝块, 故 D 选项错误。

12. [答案] D

[题解] 肾上腺皮质激素可抑制单核巨噬细胞系统功能, 可促进 DIC 的发生。

【A2 型题】

13. [答案] D

[题解] 该患者为严重感染引发 DIC, 故选项 D 正确。DIC 患者同时有血小板计数应降低, 凝血酶原时间延长, 纤维蛋白含量降低, 故其他选项错误。

14. [答案] C

[题解] 血浆鱼精蛋白副凝试验 (plasma protamine paracoagulation) 又称 3P 试验, 原理为: 硫酸鱼精蛋白可使纤维蛋白单体和纤维蛋白降解产物的可溶性复合物中的纤维蛋白单体再解离, 纤维蛋白降解产物又自行聚合成肉眼可见纤维状、絮状或胶冻状物, 这种不需要加凝血酶使血浆发生的凝固, 称为副凝固, 反映了纤维蛋白降解产物的存在。处于高凝状态并有继发性纤溶时, 可使血液中的纤维蛋白单体及早期的纤维蛋白降解产物增多而出现阳性。因此 3P 试验可用于检测弥散性血管内凝血 (DIC) 早、中期, 也可用于继发性纤溶等疾病的诊断、治疗监测和预后判断。

15.［答案］E

［题解］该病例是呼吸道感染导致的DIC。临床表现"咳嗽、高热、寒战，皮肤黏膜出血"和实验室检查显示血红蛋白、血小板均降低，白细胞升高，凝血酶原时间延长，纤维蛋白原定量降低，3P试验阳性，都支持感染合并DIC。

16.［答案］D

［题解］该患者为胎盘早剥导致DIC。胎盘早剥是DIC的病因，临床症状为持续阴道流血、皮肤黏膜、球结膜出血，实验室检查显示纤维蛋白原降低，3P试验阳性，支持DIC诊断。

17.［答案］C

［题解］该病例是严重感染导致的DIC。严重感染可损伤血管内皮细胞，损伤的血管内皮细胞释放组织因子，启动外源性凝血系统。

18.［答案］D

［题解］在DIC凝血反应的早期，由于患者微循环中出现纤维蛋白网，对红细胞造成切割，故该患者贫血的原因是纤维蛋白网对红细胞的机械性损伤，外周血涂片中出现红细胞碎片或特殊形态的红细胞，如盔形、星形、新月形等裂体细胞。

19.［答案］A

［题解］血液通过纤维蛋白网孔时，被黏着、滞留或挂在纤维蛋白丝上，然后这些红细胞在血流的不断冲击下发生破裂，发生溶血，所以DIC患者发生的贫血是溶血性贫血。

20.［答案］E

［题解］DIC的发病机制包括：组织因子释放、血管内皮细胞损伤、血细胞大量破坏、血小板激活和促凝物质进入血液。此外在DIC的发生和发展过程中，由于凝血和抗凝系统失去平衡，血液流变学也发生异常，故A、C、D均和DIC发病有关。TXA_2是血栓素A_2，是由血小板微粒体合成并释放的一种具有强烈促进血管收缩和血小板聚集的生物活性物质。PGI_2是前列环素，是花生四烯酸的一种衍生物，与前列腺素相关，是血小板凝集作用的一种抑制剂。因此，TXA_2-PGI_2平衡失常也会导致凝血和抗凝的失衡，导致DIC的发生，该选项也不符合题意。

21.［答案］D

［题解］挤压伤患者由于肌细胞和其他细胞被挤压破坏，导致细胞内组织因子释放入血，病史和K^+浓度升高都提示有细胞受损。

22.［答案］C

［题解］其余选项缺乏足够证据，病史与实验室检查提示DIC。

23.［答案］A

［题解］挤压伤患者因细胞破裂，组织因子释放入血导致DIC。

24.［答案］E

［题解］急性髓细胞白血病时骨髓中大量原始细胞异常增生，由于异常增生的早幼粒细胞胞质内含有促凝物质，白血病细胞破裂后，促凝物质被释放引发DIC，故选E。

25.［答案］E

［题解］患者的临床表现有出血(鼻出血，牙龈出血，身体多处瘀点、瘀斑，消化道出血，血尿)、休克(血压80/50mmHg，脉搏102次/分、脉细速)、贫血(Hb 70 g/L，RBC $2.7×10^{12}$/L，外周血见裂体细胞)、肾功能障碍(少尿，血尿)。患者目前未表现出脱水症状。

26.［答案］B

［题解］这题的考点是影响DIC的发生发展的因素。妊娠第3周开始，孕妇血液中血小板及凝血因子逐渐增多，而抗凝系统活性功能降低，如抗凝血酶Ⅲ（AT-Ⅲ）、组织性纤溶酶原激活物、尿激酶型纤溶酶原激活物等减少，胎盘产生的纤溶酶原激活物抑制物（PAI）增多，使妊娠末期血液呈高凝状态，易发生DIC。

27.［答案］D

［题解］DIC患者的治疗不包括补充大剂量肾上腺素。

28.［答案］E

［题解］见A2型题第14题题解。

29.［答案］D

［题解］此题考查肝功能严重障碍导致DIC的机制，肝脏的功能有生成凝血因子、生成抗凝物质、灭活凝血因子等，故ACE均正确。此外，肝细胞含有大量组织因子，破坏后导致组织因子入血，B选项正确。故答案为D。

30.［答案］B

［题解］这是一个因蛇毒导致DIC的病例，蛇毒含有促凝成分，能促进DIC的发生。

31.［答案］A

［题解］急性胰腺炎时，大量胰蛋白酶入血，可激活凝血酶原，促进凝血酶生成。

32.［答案］C

［题解］溶血反应是因为各种原因破坏了红细胞，ABDE都是红细胞破坏导致DIC的机制。

【B 型题】

33. ［答案］C

［题解］DIC 累及肾上腺时导致肾上腺功能受损，导致肾上腺坏死和肾上腺皮质功能衰竭，称华-佛综合征。

34. ［答案］E

［题解］DIC 累及垂体时导致垂体前叶组织缺氧，变性坏死，导致垂体前叶功能减退综合征，称希恩综合征，也称席汉综合征。

35. ［答案］D

［题解］高凝期主要表现为血液凝固性增高，是由于凝血系统被激活引起。

36. ［答案］B

［题解］消耗性低凝期主要表现为血液凝固性降低，由于上一时期（高凝期）生成大量微血栓，消耗了凝血物质，使凝血物质减少而引起，此时可发生继发性纤溶系统激活。

37. ［答案］A

［题解］继发性纤溶亢进期发生纤溶系统异常激活，溶解纤维蛋白和纤维蛋白原，生成 FDP。

38. ［答案］D

［题解］白血病是白细胞异常增生导致的造血系统肿瘤，此时白细胞内含大量组织因子，白细胞破坏后，胞内的组织因子释放入血。

39. ［答案］E

［题解］蛇毒是促凝物质。

40. ［答案］B

［题解］肿瘤组织含有大量组织因子，肿瘤细胞坏死后，胞内的组织因子释放入血。

（二）多项选择题

1. ［答案］ABCDE

［题解］引起 DIC 的原因很多，最常见的是感染性疾病，占 31%～43%，其中包括细菌，病毒等感染，败血症等；其次为恶性肿瘤，占 24%～34%；产科意外也常见，占 4%～12%；大手术和创伤占 1%～5%。此外，缺氧、酸中毒等也促进 DIC 的发生发展。

2. ［答案］BD

［题解］通过尸检发现，约 90%DIC 病例的血管内有微血栓沉着，其中以肺、肾、胃肠道等器官较为常见。肾是休克所致弥散性血管内凝血时最易受损的器官。

3. ［答案］AD

［题解］妊娠三周开始，血液中凝血因子、血小板等开始增多，而 AT-Ⅲ、tPA、uPA 等降低。

4. ［答案］BC

［题解］FDP 中 X、Y、D 片段可妨碍纤维蛋白单体结合，Y、E 片段具有抗凝血酶作用。

5. ［答案］ABCDE

［题解］DIC 患者的临床表现有出血、休克、器官功能障碍和贫血，选项中 C 是垂体缺血引起，选项 E 是肾脏缺血引起，均属于器官功能障碍。

（三）判断题

1. ［答案］×

［题解］组织因子入血，启动外源性凝血系统。

2. ［答案］√

［题解］在 DIC 后期，因纤溶物质极为活跃，纤维蛋白单体及纤维蛋白碎片 X（大分子纤维蛋白降解产物）均被消耗，结果 3P 试验反呈阴性。

3. ［答案］√

［题解］正确，微血管病性溶血性贫血是因红细胞机械性损伤引起。

4. ［答案］√

［题解］FDP 具有抗凝和增加血管通透性的作用。

5. ［答案］√

［题解］DIC 可导致休克，休克也可导致 DIC，二者共同出现时病情危重。

6. ［答案］×

［题解］消耗性低凝期因上一时期大量生成血栓，消耗了凝血物质。

7. ［答案］×

［题解］DIC 的出血可发生于机体任何有血管的部位。

8. ［答案］√

［题解］D-二聚体来源于纤溶酶溶解的交联纤维蛋白凝块，是反映继发性纤溶亢进的重要指标，有确诊意义。

9. ［答案］√

［题解］贫血是因红细胞在微血管内被破坏所致，通常比出血严重。

10. ［答案］×

［题解］纤溶酶可分解纤维蛋白和纤维蛋白原。

（四）问答题

1. ［答题要点］①严重感染时产生 TNF-α，IL-1 等，使内皮细胞 TF 表达增加；同时使内皮细胞上的 TM、HS 的表达明显减少，这样一来，血管内皮细胞表面的原来抗凝状态变为促凝状态。②内毒素可损伤血管内皮细胞，暴露胶原，使血小板黏附、激活、聚集，释放 ADP、TXA₂ 等，促进微血栓形成。③严重感染时释放的细胞因子可激活白细胞，白细胞可释放蛋白酶、活性氧等炎症介质，损伤血管内皮细胞，抗凝功能降低。④产生的细胞因子使内皮细胞产生 tPA 减少，而 PAI-1 增多。总之，严重感染时，由于机体凝血系统功能增强，抗凝及纤溶不足，凝血与抗凝血平衡紊乱，促进 DIC 的发生。

2.[答题要点]

（1）凝血物质被消耗而减少：DIC 时，大量微血栓形成过程中，消耗了大量血小板和凝血因子，血液中纤维蛋白原，凝血酶原、FV、FⅧ、FX 等及血小板明显减少，使凝血障碍，导致出血。

（2）纤溶系统被激活：①FⅫa 激活激肽系统，产生缓激肽释放酶，激肽释放酶使纤溶酶原变成纤溶酶，使纤维蛋白溶解；②有些富含纤溶酶原激活物的器官，如前列腺、子宫、肺等，由于大量微血栓形成，导致组织细胞缺血缺氧，变性坏死，

可释放纤溶酶原激活物，激活纤溶系统；③应激时，肾上腺素等作用于血管内皮细胞，合成、释放纤溶酶原激活物增多；④缺氧等使血管内皮细胞受损，释放纤溶酶原激活物也增多，产生大量纤溶酶。纤溶酶是活性较强的蛋白酶，除可使纤维蛋白降解外，还可水解凝血因子，如 FV、FⅧ、凝血酶、FⅫ等导致出血。

（3）FDP 的形成，纤溶酶可水解纤溶蛋白原（Fbg）及纤维蛋白（Fbn）产生纤维蛋白降解产物（FDP），FDP 具有强烈抗凝作用。

3.[答题要点]

（1）最有可能的诊断为严重感染合并 DIC。

诊断依据：患儿开始先有发热，后确定有脑膜炎双球菌感染，继而有明显的皮肤出血、血压下降。说明患儿可能是严重感染导致 DIC 发生。

（2）为了确诊，应进一步检测血小板计数，凝血酶原时间，进一步检测纤维蛋白原含量。DIC 患者血小板计数通常低于 100×10⁹/L、凝血酶原时间延长（>14秒），血浆纤维蛋白原含量低于 1.5g/L。

（3）严重感染导致 DIC 的机制：见问答题 1。

（龚 敏 毛榕榕）

第九章 应 激

一、学习要求与主要内容

（一）目的要求

A. 知识目标

1. 能够描述应激、应激原、全身适应综合征、热休克蛋白和应激性溃疡、急性期反应蛋白的概念。

2. 能够阐述应激时蓝斑-交感-肾上腺髓质系统及下丘脑-垂体-肾上腺皮质激素系统的反应及其意义。

3. 能够说明其他激素在应激时的反应。

B. 技能目标

1. 能够结合应激时神经内分泌系统的变化分析应激性溃疡的发生机制及应激在心血管疾病中的作用。

2. 能够绘制应激的思维导图。

C. 情感、态度和价值观目标 通过对应激发生机制的学习，建立对病理过程变化和发展的认识方法，以发展的观点理解和探究疾病发生的规律和机制，逐步树立"病因—机制—治疗"的逻辑思维，提高思辨能力。

（二）主要内容

1. 基本概念 应激、应激原、全身适应综合征、热休克蛋白、应激性溃疡。

2. 应激的神经内分泌反应

（1）蓝斑-交感-肾上腺髓质系统（LC/NE）：基本组成单元及应激时的基本效应。

（2）下丘脑-垂体-肾上腺皮质激素系统（HPA）：HPA轴基本组成单元及应激时的基本效应。

（3）其他激素。

3. 应激的细胞体液反应

（1）热休克蛋白（HSP）：HSP的组成及功能。

（2）急性期反应蛋白（AP）：AP的主要构成与来源及生物学功能。

4. 应激时机体的功能代谢变化 中枢神经系统、免疫系统、心血管系统、血液系统及泌尿生殖系统的变化。

5. 应激与躯体疾病

（1）应激性溃疡发生机制。

（2）应激与免疫功能障碍。

（3）应激与心血管疾病：①应激引起原发性高血压的可能机制；②应激引起冠心病、心律失常的可能机制。

（4）应激与内分泌功能障碍。

6. 应激与心理、精神障碍

二、章节知识点思维导图

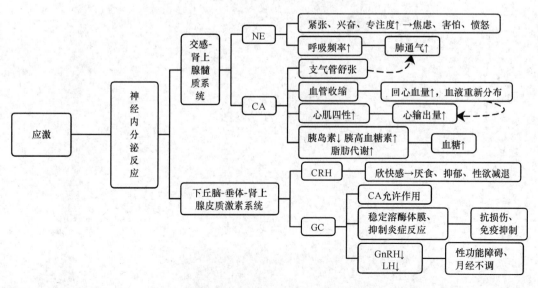

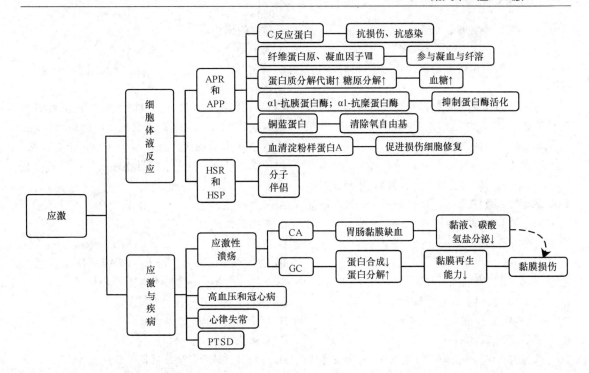

三、复习思考题

（一）单项选择题

【A1 型题】

1. 应激是指
A. 机体对刺激的特异性反应
B. 机体对刺激的功能性反应
C. 机体对刺激的非特异性反应
D. 机体对刺激的生化、代谢反应
E. 机体对刺激的保护性反应

2. 在全身适应综合征的警觉期起主要作用的激素是
A.CRH
B. 儿茶酚胺
C. 胰岛素
D. 糖皮质激素
E. β- 内啡肽

3. 在全身适应综合征的抵抗期起主要作用的激素是
A. 肾上腺素
B. 去甲肾上腺素
C. 胰岛素
D. 糖皮质激素
E. β- 内啡肽

4. 下述有关热休克蛋白的描述最准确的是
A. 烧伤时分解的组织蛋白
B. 烧伤时产生的保护性蛋白
C. 发热时产生的一种可致休克的蛋白
D. 细胞内的一种"分子伴娘"

E. 一种急性期反应蛋白

5. C 反应蛋白是一种
A. 热休克蛋白
B. 急性期反应蛋白
C. 酶
D. 转录因子
E. 核蛋白

6. 中枢神经系统在应激反应中
A. 是重要的调控中心
B. 只在心理应激反应中起作用
C. 只是应激反应的一个靶器官，并无主要作用
D. 常处于兴奋状态
E. 应激反应是一种局部反应，不需要中枢神经系统的参与

7. 应激性溃疡是一种
A. 消化性溃疡
B. 外伤后的一种皮肤表浅溃疡
C. 重病、重伤情况下出现的胃、十二指肠黏膜的表浅溃疡
D. 心理应激时出现的口腔溃疡
E. 癌性溃疡

8. 应激性溃疡的发生主要是因为
A. 幽门螺杆菌感染
B. 胃酸过多
C. 胃蛋白酶分泌过多，消化自身胃黏膜
D. 胃黏膜缺血和 H^+ 反向扩散
E. 以上均不正确

9. 心血管系统的应激反应常表现为

A. 心率减慢、心输出量下降

B. 心率加快、心输出量增加

C. 心率和心输出量皆无明显变化，但外周总阻力明显升高

D. 心率和心输出量皆无明显变化，但外周总阻力明显降低

E. 冠脉血流量下降、心肌缺血

【A2 型题】

10. 某运动员，男，22 岁，在赛前 10 分钟突然出现心率加快，血压增高，呼吸加速，肌张力增强等表现。这些生理反应说明下列哪个神经内分泌系统兴奋性增强

A. 下丘脑-垂体-甲状腺轴

B. 蓝斑-交感-肾上腺髓质轴

C. 下丘脑-垂体-肾上腺皮质轴

D. 下丘脑-垂体-性腺轴

E. 下丘脑-垂体后叶轴

11. 某运动员，男，22 岁，在赛前 10 分钟突然出现心率加快，血压增高，呼吸加速，肌张力增强等表现。此时该运动员体内激素水平变化最不可能出现的是

A. 胰岛素升高　　　　　B. 胰高血糖素升高

C. ADH 升高

D. 去甲肾上腺素升高　　E. 肾上腺素升高

12. 男性厨师，因接触高温油引发烧伤急诊入院，全身烧伤面积达 50%，多数为 Ⅱ 度烧伤。此时该患者的机体代谢特点是

A. 体内脂肪氧化利用率不变

B. 体内脂肪氧化利用率减少

C. 体内脂肪氧化利用率增加

D. 体内维生素氧化利用率增加

E. 体内微量元素氧化利用率增加

13. 男性厨师，因接触高温油引发烧伤急诊入院，全身烧伤面积达 50%，多数为 Ⅱ 度烧伤。2 天后患者出现水样腹泻，柏油样便 3 次，伴有腹胀，大便潜血 +++。患者否认有胃肠疾病病史。该患者目前首先考虑为

A. 反流性食管炎　　　　B. 溃疡性结肠炎

C. 急性出血性坏死性肠炎

D. 溃疡性直肠炎　　　　E. 应激性溃疡

14. 男性厨师，因接触高温油引发烧伤急诊入院，全身烧伤面积达 50%，多数为 Ⅱ 度烧伤。2 天后患者出现水样腹泻，柏油样便 3 次，伴有腹胀，大便潜血 +++，发生了应激性溃疡。应激性溃疡

最常见的症状是

A. 穿孔　　　　　　　　B. 休克

C. 疼痛　　　　　　　　D. 胃肠道出血

E. 腹胀

15. 男性厨师，因接触高温油引发烧伤急诊入院，全身烧伤面积达 50%，多数为 Ⅱ 度烧伤。2 天后患者出现水样腹泻，柏油样便 3 次，伴有腹胀，大便潜血 +++，发生了应激性溃疡。该患者应激性溃疡发生最主要的机制是

A. 胆汁逆流　　　　　　B. 代谢性酸中毒

C. 黏膜缺血及 H^+ 反向弥散

D. 疼痛　　　　　　E. 糖皮质激素分泌增多

16. 男性青年，20 岁，进入非洲密林探险，偶遇猎豹，此时该人心血管系统的基本变化为

A. 心率减慢，心肌收缩力减弱

B. 心输出量增加，血压升高

C. 冠状动脉血流量少

D. 心输出量减少，血压降低

E. 心率增快，心肌收缩力减弱

17. 某中年女性躺在牙科治疗床上准备接受治疗，看到医生拿起高速牙科钻头，这时顿感手心出汗，脉搏加快，四肢发软，这种情绪是

A. 激情　　　　　　　　B. 应激

C. 抑郁　　　　　　　　D. 悲哀

E. 兴奋

18. 男性患者，热烧伤总面积 60%，三度烧伤 30%，为了防止应激性溃疡的发生，核心措施是

A. 使用制酸剂抑制胃酸分泌

B. 营养支持　　　　　C. 改善胃肠道组织灌流

D. 抑制胃蛋白酶活性　　E. 加强黏膜保护

19. 患者男性，36 岁，外科医师，因向妻子乱发火、很想打人而入院。自诉作为医疗救援志愿者在四川汶川大地震灾区工作近 2 周后回广州，随后出现精神紧张，失眠，做噩梦，易惊醒，心慌，出汗，不敢看电视电影，不与周围人接触等。尤其严重的是易怒，向妻子乱发火，想打人、骂人，并出现了抑郁，焦虑，烦躁等反常行为。体检：无明显异常。查空腹血糖 8.8mmol/L，心电图：窦性心律过速，ST-T 改变。该患者目前首先考虑为

A. 心理社会呆小状态　　B. 心理生理障碍

C. 急性心因性反应　　　D. 创伤后应激障碍

E. 适应障碍

【B 型题】

A. 儿茶酚胺　　　　　　B. 糖皮质激素

C. 生长激素　　　　　　D. 胰岛素

E. β-内啡肽

20. 应激时分泌增加并促进蛋白质合成的是

21. 应激时镇痛的是

22. 应激时抗炎、抗过敏的是

A. 促进蛋白质合成

B. 糖皮质激素受体与糖皮质激素亲和力增加

C. 糖皮质激素受体数目减少

D. 促进巨皮质素生成

E. 维持循环系统对儿茶酚胺的反应性

23. 应激时以上哪项不是糖皮质激素的作用？

24. 应激时糖皮质激素通过哪种作用抑制化学介质生成

25. 应激时糖皮质激素浓度升高的情况下出现其功能不足的原因是

A. 交感-肾上腺髓质系统兴奋

B. 下丘脑-垂体-肾上腺皮质轴兴奋

C. 肾素-血管紧张素-醛固酮系统兴奋

D. 急性期反应蛋白

E. β-内啡肽

26. 应激时可导致机体血液重新分布

27. 可维持循环系统对儿茶酚胺的反应性

28. 应激时能清除异物和坏死组织

29. 应激时可使痛觉阈值升高

A. 儿茶酚胺　　　　　　B. 胰岛素

C. 糖皮质激素　　　　　D. 胰高血糖素

E. 生长激素

30. 应激时大量分泌，可引起组织缺血的是

31. 应激时大量分泌，可引起免疫功能抑制的是

32. 应激时大量分泌，可抑制化学介质的生成、释放和激活的是

（二）多项选择题

1. 全身适应综合征分为哪三期

A. 代偿期　　　　　　　B. 警觉期

C. 抵抗期　　　　　　　D. 衰竭期

E. 失代偿期

2. 应激时机体内代谢变化是

A. 糖异生增加　　　　　B. 脂肪动员加强

C. 肌肉分解加强　　　　D. 呈负氮平衡

E. 血糖降低

3. 应激时血液凝固性增高是由于

A. 凝血因子增多　　　　B. 血小板数目增多

C. 纤维蛋白原增多　　　D. 儿茶酚胺减少

E. 骨髓功能降低

4. 下面对全身适应综合征（GAS）警觉期的描述哪些正确

A. 为机体的保护、防御机制的快速动员期

B. 以交感-肾上腺髓质系统兴奋为主

C. 以肾上腺皮质激素分泌增多为主

D. 使机体处于最佳动员状态

E. GC 受体亲和力下降

5. 热休克蛋白具有哪些功能

A. 提高耐热能力

B. 与受损蛋白质修复或移除有关

C. "分子伴娘"

D. 清除异物和坏死组织

E. 运输血浆蛋白

6. 应激时糖皮质激素分泌增加的生理意义

A. 稳定溶酶体膜　　　　B. 促进蛋白质的糖异生

C. 抗炎、抗过敏

D. 维持循环系统对儿茶酚胺的反应性

E. 保证脂肪动员

7. 应激时 GC 持续增加会有哪些不利影响

A. 引起行为改变　　　　B. 抑制生长激素的分泌

C. 抑制性腺

D. 明显抑制免疫炎症反应

E. 抑制甲状腺

（三）判断题

1. 应激是机体在受到各种内外环境因素刺激时所出现的特异性全身反应。（　　）

2. 全身适应综合征的警觉期，体内起主要作用的激素是糖皮质激素。（　　）

3. 全身适应综合征的抵抗期，体内起主要作用的激素是儿茶酚胺。（　　）

4. 应激所导致的免疫功能障碍主要表现为自身免疫病和免疫功能增强。（　　）

5. 应激性溃疡形成的最基本条件是胃黏膜缺血。（　　）

6. 支气管哮喘是应激性疾病。（　　）

7. HSP 主要在细胞内发挥"分子伴娘"作用，是一类非分泌型蛋白。（　　）

8. CRP 是一种热休克蛋白，主要在细胞内发挥作用。（　　）

9. 情绪应激既可作为心身疾病的原因，又可以作为其诱因。（　　）

10. 急性期反应蛋白是急性期反应时表现为只增加

不减少。（　　　）

（四）问答题

1. 简述 LC/NE 的基本组成及其主要代偿意义。

2. 简述 HPA 的基本组成及其主要代偿意义。

四、参考答案及解析

（一）单项选择题

【A1 型题】

1. ［答案］C

［题解］任何躯体或心理的应激原刺激，只要达到一定强度，除了引起与刺激因素直接相关的特异性变化外，还可引起与刺激因素的性质无直接关系的全身性非特异性变化。

2. ［答案］B

［题解］此期以交感-肾上腺髓质系统兴奋为主，血中儿茶酚胺浓度增加，使机体处于"临战状态"，是保护防御机制的快速动员期。

3. ［答案］D

［题解］此期以下丘脑-垂体-肾上腺皮质轴兴奋为主，糖皮质激素分泌增多，可增强机体的抗损伤功能，同时也抑制了免疫功能。

4. ［答案］D

［题解］HSP 是热应激时细胞新合成或合成增加的一组蛋白质，属非分泌型蛋白质。

5. ［答案］B

［题解］急性期反应蛋白种类很多，主要包括 C 反应蛋白，血清淀粉样 A 蛋白，补体 α1-酸性糖蛋白，α1-蛋白酶抑制剂，α1-抗糜蛋白酶等。C 反应蛋白可与细胞壁结合，起抗体样调理作用，激活补体经典途径，促进吞噬细胞功能，减少炎症介质的释放。临床上测血清 C 反应蛋白的浓度，可判断感染程度和预后。

6. ［答案］A

［题解］应激时，各种应激信息传到大脑边缘系统，产生应激的情绪反应。

7. ［答案］C

［题解］应激性溃疡是一种典型的应激性疾病，它不同于一般的消化性溃疡，但可促进或加剧消化性溃疡的发展。

8. ［答案］D

［题解］①由于儿茶酚胺增多，胃、十二指肠黏膜缺血，胃黏膜屏障被破坏。②胃腔内 H^+ 向黏膜内反向弥散。

9. ［答案］B

［题解］应激时，由于交感-肾上腺髓质系统兴奋，儿茶酚胺分泌增多，心率增快，心肌收缩力增强，总外周阻力增高及血液重分布等。

【A2 型题】

10. ［答案］B

［题解］当应激原作用于机体时，可引起蓝斑-交感-肾上腺髓质系统强烈兴奋，其外周效应表现为心率加快，血压增高，呼吸加速，肌张力增强等一系列的心血管反应，故应选 B 选项。

11. ［答案］A

［题解］应激时体内胰高血糖素、ADH、去甲肾上腺素、肾上腺素等可升高；胰岛素、黄体生成素、TRH、TSH 等可降低，故选 A 选项。

12. ［答案］C

［题解］患者为 Ⅱ 度烧伤引起急性应激反应，此时脂解激素增多，脂肪的动员和分解加强，血中游离脂肪酸和酮体不同程度地增加，同时组织对脂肪酸的利用也增加，故选 C 选项。

13. ［答案］E

［题解］该患者遭受重大创伤，体内出现消化道症状；患者否认胃肠疾病病史，因此应考虑其发生了应激性溃疡。

14. ［答案］D

［题解］应激性溃疡泛指休克、创伤、手术后和严重全身性感染时发生的急性胃炎，多伴有出血症状，是一种急性胃黏膜病变。

15. ［答案］C

［题解］胃、十二指肠黏膜缺血是应激性溃疡形成最基本的条件，其缺血程度与病变程度呈正相关；胃酸和 H^+ 一直被认为是溃疡病发病的必要条件，故选 C 选项。

16. ［答案］B

［题解］机体在受到各种内外环境及社会、心理因素刺激时均会出现应激反应。应激时心血管系统的基本变化有：心率增快，心肌收缩力增强，心输出量增加，血压升高等，故选 B 答案。

17. ［答案］B

［题解］应激是由于危险的或出乎意料的外界情况的变化所引起的一种情绪状态，是决策心理活动中可能产生的一种心理因素；导致应激的刺激可以是躯体的、心理的和社会文化的诸因素，故选 B 答案。

18. [答案] E

[题解] 胃、十二指肠黏膜缺血及碳酸氢盐-黏液屏障破坏是应激性溃疡形成最基本的条件,为了防止应激性溃疡的发生,核心措施是加强黏膜保护,故选 E 选项。

19. [答案] D

[题解] 创伤后应激障碍是指机体在受到严重而剧烈的精神打击而引发的延迟出现或长期存在的精神障碍,一般在遭受打击后数周至数月后发病。本案例中患者出现了紧张、失眠,易怒等症状,属于劣性心理应激,考虑为地震恐怖场面作为应激原引起的创伤后应激障碍的临床表现。因此,该患者目前首先考虑为创伤后应激障碍,故选 D 答案。

【B 型题】

20. [答案] C

[题解] 急性应激生长激素分泌增加并促进蛋白质合成。

21. [答案] E

[题解] 应激时 β-内啡肽分泌增加,具镇痛作用。

22. [答案] B

[题解] 应激时糖皮质激素分泌增加,具抗炎、抗过敏作用。

23. [答案] A

[题解] 应激时糖皮质激素分泌增加,蛋白分解增强。

24. [答案] D

[题解] 应激时糖皮质激素分泌增加,通过促进巨皮质素生成抑制化学介质生成。

25. [答案] C

[题解] 应激时糖皮质激素分泌持续增加,但受体数、亲和力逐渐下降,导致功能不足。

26. [答案] A

[题解] 应激时交感-肾上腺髓质系统兴奋导致机体血液重新分布。

27. [答案] B

[题解] 应激时下丘脑-垂体-肾上腺皮质轴兴奋,糖皮质激素分泌增加,具有维持循环系统对儿茶酚胺反应性的允许作用。

28. [答案] D

[题解] 应激时急性期反应蛋白合成增加,能清除异物和坏死组织。

29. [答案] E

[题解] 应激时 β-内啡肽分泌增加,有很强镇痛作用,可使痛觉阈值升高。

30. [答案] A

[题解] 应激时儿茶酚胺大量分泌,可收缩血管引起组织缺血。

31. [答案] C

[题解] 应激时糖皮质激素大量分泌,可引起免疫功能抑制。

32. [答案] C

[题解] 应激时糖皮质激素大量分泌,可抑制化学介质的生成、释放和激活。

(二) 多项选择题

1. [答案] BCD

[题解] 全身适应综合征分为警觉期、抵抗期和衰竭期三期。

2. [答案] ABCD

[题解] 应激时机体内的代谢变化包括糖异生增加、脂肪动员加强、肌肉分解加强、呈负氮平衡,以升高血糖。

3. [答案] ABC

[题解] 应激时血液凝固性增高是由于凝血因子增多、血小板数目增多、纤维蛋白原增多。

4. [答案] ABD

[题解] 全身适应综合征(GAS)警觉期为机体的保护、防御机制的快速动员期,以交感-肾上腺髓质系统兴奋为主,使机体处于最佳动员状态。

5. [答案] ABC

[题解] 热休克蛋白具有"分子伴娘"的功能,与受损蛋白质修复或移除有关,能提高耐热能力。

6. [答案] ABCDE

[题解] 应激时糖皮质激素分泌增加,具有稳定溶酶体膜、抗炎抗过敏作用;维持循环系统对儿茶酚胺的反应性;促进蛋白质的糖异生、保证脂肪动员,以维持血糖。

7. [答案] ABCDE

[题解] 应激时 GC 持续增加会引起行为改变;并抑制生长激素的分泌、抑制甲状腺、抑制性腺,以及明显抑制免疫炎症反应。

(三) 判断题

1. [答案] ×

[题解] 应激是指机体在受到各种内外环境因素刺激时所出现的非特异性全身反应。

2. [答案] ×

[题解] 全身适应综合征的警觉期体内起主要作用的激素是儿茶酚胺。

3. [答案] ×

[题解] 全身适应综合征的抵抗期体内起主要作用的激素是糖皮质激素。

4. [答案] ×

[题解] 应激所导致的免疫功能障碍主要表现为自身免疫病和免疫抑制。

5. [答案] √

[题解] 胃黏膜缺血是应激性溃疡形成的基本条件。

6. [答案] ×

[题解] 支气管哮喘是应激相关疾病。

7. [答案] √

[题解] HSP 主要在细胞内发挥"分子伴娘"作用，是一类非分泌型蛋白。

8. [答案] ×

[题解] CRP 是一种急性期反应蛋白，主要在细胞外发挥作用。

9. [答案] √

[题解] 情绪应激既可作为心身疾病的原因，又可以作为其诱因。

10. [答案] ×

[题解] 少数急性期反应蛋白在 APR 时反而减少，成为负 APP，如白蛋白、前白蛋白、运铁蛋白等。

（四）问答题

1. [答题要点]：LC/NE，即蓝斑-去甲肾上腺素能神经元/交感-肾上腺髓质系统，简称蓝斑-交感-肾上腺髓质系统。

（1）基本组成单元：脑干的去甲肾上腺素能神经元（主要位于蓝斑）及交感-肾上腺髓质系统组成中枢位点。上行纤维与杏仁复合体、海马结构、边缘系统和边缘皮层往返联系；下行纤维——脊髓侧角——肾上腺质系统。

（2）基本效应有

1）中枢效应：与应激时的兴奋、警觉有关，可引起紧张，焦虑等情绪反应。

2）外周效应：血浆儿茶酚胺浓度升高速度增加，引起心血管系统、呼吸系统、物质代谢变化及促进其他激素的分泌。

2. [答题要点]：下丘脑-垂体-肾上腺皮质轴（HPA）

（1）基本组成单元：由下丘脑的室旁核、腺垂体及肾上腺皮质组成，室旁核为中枢位点，上行纤维与边缘系统的杏仁复合体、海马结构、边缘皮层有往返联系。下行纤维——→ CRH ——→腺垂体释放 ACTH ——→ GC。

（2）中枢效应：抑郁、焦虑及厌食等情绪反应，学习与记忆能力下降。此外，CRH 可促进蓝斑中去甲肾上腺素能神经元活性。

（3）外周效应：GC 分泌增多，血浆 GC 浓度增高。GC 作用为促进蛋白质分解及糖原异生；保证儿茶酚胺及胰高血糖素的脂肪动员作用；维持循环系统对儿茶酚胺的反应性；稳定细胞膜及溶酶体膜的稳定性和抗炎作用。

（刘 跃）

第十章 缺血-再灌注损伤

一、学习要求与主要内容

（一）目的要求

A. 知识目标

1. 能够描述缺血-再灌注损伤、呼吸爆发、氧化应激、缺血预适应、缺血后适应的概念。

2. 能够说明自由基生成增多、钙超载引起机体损伤的机制。

3. 能够辨别缺血预适应和缺血后适应的异同。

B. 技能目标

1. 能够结合病例分析缺血-再灌注的病因和发病机制。

2. 能够绘制缺血-再灌注发生机制的思维导图。

C. 情感、态度和价值观目标 通过分析缺血-再灌注的发生机制，认识疾病防治的复杂性，从治疗策略的发展中体会科学研究的探索精神，坚定医学探索的信念，培养科学精神。

（二）主要内容

1. 基本概念或关键词 缺血-再灌注损伤、呼吸爆发、氧化应激、缺血预适应、缺血后适应。

2. 缺血-再灌注的原因、条件

3. 缺血-再灌注的发生机制

（1）自由基增多：①自由基概念及分类；②自由基的生成与清除；③缺血-再灌注导致自由基增多的机制：线粒体损伤、中性粒细胞聚集及激活、黄嘌呤氧化酶形成增多、儿茶酚胺自身氧化增加；④自由基增多引起机体损伤的机制：膜脂质过氧化、蛋白质功能抑制、核酸破坏与 DNA 断裂。

（2）钙超载：①缺血-再灌注导致钙超载的机制：Na^+-Ca^{2+} 交换异常、蛋白激酶 C（PKC）激活、生物膜损伤；②钙超载引起机体损伤的机制：能量代谢障碍、细胞膜及结构蛋白分解、加重酸中毒。

（3）炎症反应过度激活：①缺血-再灌注引起炎症反应过度激活的机制：细胞黏附分子生成增多、趋化因子与细胞因子生成增多；②炎症反应引起机体损伤的机制：微血管损伤、细胞损伤。

4. 功能代谢变化

（1）心肌缺血-再灌注损伤：再灌注性心律失常、心肌舒缩功能障碍、心肌结构变化。

（2）脑缺血-再灌注损伤。

（3）其他器官缺血-再灌注损伤。

5. 防治的病理生理基础

（1）尽早恢复血流与控制再灌注条件。

（2）清除与减少自由基、减轻钙超载。

（3）应用细胞保护剂与抑制剂。

（4）激活内源性保护机制。

二、章节知识点思维导图

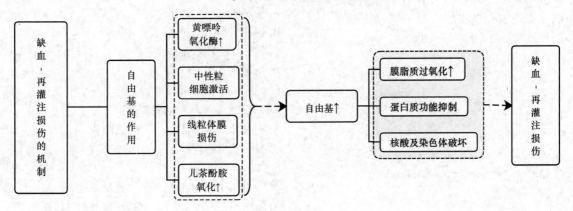

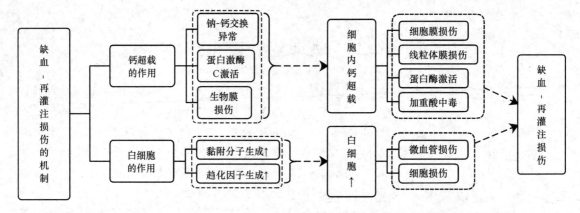

三、复习思考题

（一）单项选择题

【A1 型题】

1. 最易发生缺血-再灌注损伤的器官是
A. 心
B. 肝
C. 肺
D. 肾
E. 胃肠道

2. 最活泼、最强力的氧自由基是
A. $O_2^-\cdot$
B. H_2O_2
C. OH·
D. LO·
E. LOO·

3. 下述哪种物质不属于活性氧
A. $O_2^-\cdot$
B. H_2O_2
C. OH·
D. $^1O_2$
E. L·

4. 下述哪种物质不属于自由基
A. 超氧阴离子
B. H_2O_2
C. OH·
D. LOO·
E. Cl·

5. 膜脂质过氧化使
A. 膜不饱和脂肪酸减少
B. 饱和脂肪酸减少
C. 膜脂质之间交联减少
D. 膜流动性增加
E. 脂质与蛋白质的交联减少

6. 黄嘌呤脱氢酶主要存在于
A. 血管平滑肌细胞
B. 血管内皮细胞
C. 心肌细胞
D. 肝细胞
E. 白细胞

7. 黄嘌呤脱氢酶转变为黄嘌呤氧化酶需要
A. Na^+
B. Ca^{2+}
C. Mg^{2+}
D. Fe^{2+}
E. K^+

8. 钙反常时细胞内钙超负荷的重要原因是
A. ATP 减少使钙泵功能障碍
B. Na^+-Ca^{2+} 交换增加
C. 电压依赖性钙通道开放增加
D. 线粒体膜流动性降低
E. 无钙灌流期出现的细胞膜外板与糖被表面的分离

9. 导致染色体畸变、核酸碱基改变或 DNA 断裂的自由基主要为
A. O_2^-
B. OH·
C. H_2O_2
D. LO·
E. LOO·

10. 再灌注时细胞内钙升高最主要是因为
A. 细胞膜通透性增高
B. 线粒体内钙释放
C. 肌浆网钙释放
D. Na^+/Ca^{2+} 交换蛋白反向转运增强
E. Na^+/H^+ 交换增强

11. 再灌注时激活细胞 Na^+/Ca^{2+} 交换的主要因素是
A. 细胞内高 Na^+
B. 细胞内高 H^+
C. 细胞脂质过氧化
D. PKC 活化
E. 细胞内高 K^+

12. α 肾上腺素受体兴奋引起细胞内 Ca^{2+} 升高的途径是
A. 抑制肌浆网 Ca^{2+} 摄取
B. 促进 Na^+/Ca^{2+} 交换
C. 促进 Na^+/H^+ 交换
D. 增加肌浆网 Ca^{2+} 释放
E. 促进 Na^+/K^+ 交换

13. 产生无复流现象的主要病理生理学基础是
A. 中性粒细胞激活
B. 钙超载
C. 血管内皮细胞肿胀
D. ATP 减少
E. 微循环血流缓慢

14. 自由基对机体的损伤最主要是通过
A. 蛋白质交联
B. 对核酸的直接损伤

C. 引发葡萄糖交联

D. 引发脂质过氧化而引起的损伤

E. 引起染色体畸变

15. 下列哪项再灌注措施不恰当

A. 低压　　　　　　　B. 低温

C. 低 pH　　　　　　D. 低钙

E. 低镁

16. 下述心肌超微结构变化，哪项是心肌细胞挛缩的直接标志

A. 基底膜部分缺失　　B. 明显收缩带

C. 线粒体肿胀、嵴断裂

D. 出现凋亡小体　　　E. 出现糖原颗粒

17. 自由基攻击的细胞成分不包括

A. 膜脂质　　　　　　B. 蛋白质

C. DNA　　　　　　　D. 电解质

E. 线粒体

18. 下述哪种物质是通过促使肌浆网释放 Ca^{2+} 而引起心肌细胞内钙超载

A. 磷脂酰肌醇　　　　B. 三磷酸肌醇（IP_3）

C. 二酰甘油（DG）　　D. 2,3-DPG

E. cAMP

19. 心肌顿抑的最基本特征是缺血-再灌注后

A. 心肌细胞坏死　　　B. 代谢延迟恢复

C. 结构改变延迟恢复　D. 收缩功能延迟恢复

E. 心功能立即恢复

【A2 型题】

20. 患者，男，36 岁，因下肢动脉血栓，疼痛就诊。行动脉取栓术后 6 小时出现下肢肿胀，踝关节不能背曲。考虑为下肢取栓后缺血再灌注损伤。请问这里所说的再灌注损伤是指

A. 缺血后恢复血流灌注引起的后果

B. 缺血后恢复血流灌注引起的组织损伤

C. 无钙后再用含钙溶液灌注引起钙超载

D. 缺氧后再用富含氧溶液灌流引起的组织损伤

E. 以上都不是

21. 患儿，男，5 岁 4 个月。因突发左手疼痛 4 小时入院。查体：左侧桡动脉搏动较右侧减弱，左侧尺动脉未及，左手发白，皮温差，左手痛温觉存在异常，左手手指活动受限。急查彩超后诊断为左侧上肢动脉血栓。拟行动脉取栓术。下列哪项是再灌注时氧自由基的原发来源

A. 线粒体　　　　　　B. 儿茶酚胺

C. 脂质过氧化　　　　D. 内皮细胞

E. 中性粒细胞

22. 患者，女，51 岁。因左上肢麻木、发凉 20 天入院。既往有风湿性心脏病史十余年。查体：脉搏 80 次/分，血压 128/80mmHg，左上肢未见明显肿胀，皮温低，左侧桡动脉搏动未扪及，右侧桡动脉搏动较明显。经超声检查诊断为风湿性心脏病并上肢动脉血栓栓塞。在患者的治疗过程中以下哪项考虑需除外

A. 减轻钙超载反应　　B. 增加自由基生成

C. 保护血管内皮细胞　D. 抑制炎症反应

E. 尽快恢复患侧血流

23. 患者，男，49 岁。因持续性咽喉疼痛 3 月余伴疼痛进行性加重并延伸至胸骨后及上腹部 1 天急诊入院。入院后完善相关检查后诊断为"急性心肌梗死（下壁）"，行心脏冠状动脉搭桥术。请问手术中下列哪项措施不恰当

A. 维持低体温　　　　B. 灌注液高压力

C. 缩短缺血时间　　　D. 维持灌注液低 pH

E. 维持氧分压

24. 患者，女，67 岁。近 1 月无明显诱因反复出现左侧肢体无力，每次发作约 5 分钟后自行缓解，到医院就诊后诊断为：短暂性脑缺血发作。患者反复发作肢体无力而又自行缓解的原因是

A. 脑缺血-再灌注　　B. 脑缺血

C. 脑血栓　　　　　　D. 再灌注

E. 脑缺血-再灌注损伤

25. 患者，男，50 岁。因左肾肿瘤行保留部分肾组织的肿瘤切除术，术后 24 小时患者诉左侧腰部疼痛，实验室检查发现血清肌酐、尿素氮水平升高，请问导致患者发生肾脏缺血-再灌注损伤时氧自由基产生的途径不包括下列哪一项

A. 中性粒细胞激活

B. 黄嘌呤氧化酶的形成增多

C. 染色体畸变

D. 儿茶酚胺的自身氧化

E. 线粒体电子传递链受损

26. 患者，女，66 岁。胸闷心悸、胸前区疼痛加重 4 小时。查体：面色苍白，四肢湿冷，呼吸急促，心率 130 次/分，血压 85/55 mmHg。行急诊 ECG 显示心室纤颤（心律失常），实验室检查：心肌肌钙蛋白 I（cardiac troponin I, cTnI）和肌酸激酶同工酶 CK-MB 增加。患者曾于 1 周前因急性 ST 段抬高型心肌梗死行经皮冠状动脉介入治疗。请问导致患者此次发病的机制与下列哪项无关

A. 细胞内氧自由基大量释放

B. 细胞内钙超载　　　　　C. 心肌细胞结构受损

D. 磷酸肌酸含量增高

E. 次黄嘌呤、黄嘌呤增加

27. 患者，女，68岁。因右侧肢体麻木5天，加重伴昏迷1天入院。查体：体温37.5℃，脉搏95次/分，呼吸24次/分，血压145/90mmHg。患者意识不清，表情淡漠，右上肢肌力3级，右下肢肌力3级。既往有高血压病史二十余年。患者曾于外院经核磁共振检查确诊为脑梗死，给予溶栓治疗。1天前患者病情加重，大小便失禁，意识不清。入院后复查CT发现脑梗死面积有增大。请问导致患者此次入院的原因为患者发生了

A. 脑梗死　　　　　　B. 脑缺血-再灌注损伤

C. 高血压病　　　　　D. 糖尿病

E. 肌无力

28. 在家兔肝脏移植中，对供体肝脏进行下列哪项措施可以加重移植后发生缺血-再灌注损伤

A. 高温　　　　　　B. 高压

C. 高钙　　　　　　D. 高钠

E. 低 pH

29. 患者，男，56岁，因胸部剧烈疼痛入院，经心电图检查等确诊为：ST段抬高的心肌梗死。行经皮冠状动脉介入治疗，患者症状缓解。十几分钟后，心电监护显示室上性心动过速。患者在介入治疗后反而出现室上性心动过速的原因是

A. 心肌收缩力降低　　B. 心输出量降低

C. 心室舒张末期压力增高

D. 心肌顿抑

E. 心脏缺血-再灌注损伤

【B型题】

A. O_2^-　　　　　　B. H_2O_2

C. $OH·$　　　　　　D. $LO·$

E. H_2O

30. 当氧在体内获得一个电子时生成

31. 当氧在体内获得二个电子时生成

32. 当氧在体内获得三个电子时生成

33. 当氧在体内获得四个电子时生成

34. 是其他自由基和活性氧产生的基础是

A. 黄嘌呤脱氢酶（XD）　B. 黄嘌呤氧化酶（XO）

C. 次黄嘌呤　　　　　D. 黄嘌呤

E. 尿酸

35. 黄嘌呤氧化酶的前体是

36. 黄嘌呤氧化酶催化黄嘌呤可生成

37. 黄嘌呤氧化酶的作用底物除了黄嘌呤还有

38. 次黄嘌呤在黄嘌呤氧化酶催化下可直接生成

39. O_2^- 形成的主要催化酶是

（二）多项选择题

1. 细胞膜脂质过氧化增强的后果是

A. 膜流动性增强　　　　B. 膜通透性增加

C. 膜信号转导功能障碍　D. 磷脂酶激活

E. 钙超载

2. 缺血-再灌注损伤的发生机制有

A. 钙超负荷　　　　　　B. 自由基大量产生

C. ATP 缺乏　　　　　　D. 无复流现象

E. 白细胞聚集

3. 激活的白细胞引起的微循环改变有

A. 微血管通透性增高　　B. 血流缓慢

C. 无复流现象　　　　　D. 微血管麻痹

E. 释放细胞因子使血管扩张

4. 临床上再灌注损伤可发生于

A. 休克治疗　　　　　　B. 动脉搭桥术

C. 溶栓疗法　　　　　　D. 心脏外科体外循环

E. 器官移植

5. 缺血再灌注损伤的影响因素有

A. 缺血缺氧的时间

B. 灌流液的压力、温度与 pH

C. 重给氧时的氧分压

D. 灌流液的成分　　　　E. 动物本身的情况

（三）判断题

1. 缺血时间太短或太长都不容易发生缺血-再灌注损伤。（　　）

2. 氧反常是指用高于正常的氧分压灌注缺血的组织，引起再灌注损伤。（　　）

3. 缺血虽然造成组织酸中毒，但若过快纠正酸中毒反而会加重细胞损伤。（　　）

4. 自由基对人体只有损伤作用而无好处。（　　）

5. 氧接受4个电子还原为水，接受1～3个电子生成的均为自由基。（　　）

6. 在缺血-再灌注损伤的发病机制中，细胞内钙超载是细胞不可逆性损伤的共同通路。（　　）

7. 心肌顿抑是心肌缺血-再灌注损伤的表现形式之一，其主要机制是自由基暴发性生成和细胞内钙超载。（　　）

（四）问答题

1. 自由基对细胞有何损伤作用？

2. 应如何控制再灌注条件才能减轻再灌注损伤？

3. 为什么说缺血与再灌注时氧自由基产生增多和细胞内钙超载互为因果？

四、参考答案及解析

（一）单项选择题

【A1 型题】

1.［答案］A
［题解］不同器官、不同种属动物对缺血时间的耐受性不同，心脑等对氧需求量较高的组织较易发生再灌注损伤。

2.［答案］C
［题解］O_2^-、H_2O_2、$OH·$、$LO·$、$LOO·$ 均是氧自由基或活性氧,但 $OH·$ 化学性质最活泼,毒性最强。

3.［答案］E
［题解］活性氧是指一类由氧形成的、化学性质较基态氧活泼的含氧代谢物质，包括氧自由基和非自由基物质，如 O_2，H_2O_2，$L·$ 是脂质自由基，不含氧。

4.［答案］B
［题解］H_2O_2 是氧化能力很强的氧化剂，易接受一个电子生成 $OH·$。

5.［答案］A
［题解］自由基破坏细胞膜的正常结构、脂质过氧化，使不饱和脂肪酸减少，膜的液态性、流动性降低，通透性增高，Ca^{2+} 内流增加。

6.［答案］B
［题解］黄嘌呤氧化酶的前身是黄嘌呤脱氢酶，这两种酶主要存在于毛细血管内皮细胞内。

7.［答案］B
［题解］是 Ca^{2+} 依赖性蛋白水解酶。

8.［答案］A
［题解］虽然所列各种原因均可引起钙反常时细胞内钙超负荷，但一般认为 Na^+-Ca^{2+} 交换反常是主要原因。

9.［答案］B
［题解］有资料表明，染色体畸变、核酸碱基改变或 DNA 断裂，80% 由 $OH·$ 引起。

10.［答案］D
［题解］Na^+/Ca^{2+} 交换蛋白直接激活：缺血时 ATP 减少，钠泵活性降低，细胞内 Na^+ 含量增高，再灌注时，缺血细胞重新获氧及营养物质，细胞内高钠激活 Na^+/Ca^{2+} 交换蛋白，以反向转运方式，Na^+ 向细胞外转运，Ca^{2+} 进入胞质。

11.［答案］A
［题解］Na^+/Ca^{2+} 交换是一种非耗能的转动方式，转运方向为双向性。通常是 Na^+ 顺电化学梯度进入细胞，Ca^{2+} 逆电化学梯度转出细胞，一般是 3 个 Na^+ 交换 1 个 Ca^{2+}。在病理情况下，细胞内 Na^+ 浓度增高，Na^+/Ca^{2+} 交换蛋白以反向转运方式，Na^+ 外流，Ca^{2+} 内流。

12.［答案］D
［题解］通过 α 受体激活磷脂酶 C，产生三磷酸肌醇（IP_3），导致内质网/肌浆网上钙通道开放，使细胞内钙库释放钙。

13.［答案］A
［题解］许多研究证实，组织缺血早期可见大量的细胞浸润，再灌注时白细胞聚集进一步增加，白细胞聚集可阻塞微循环，是造成无复流现象的重要原因之一。

14.［答案］D
［题解］除与引发葡萄糖交联无关外，自由基与其他 4 点均有关系，但生物膜最先与自由基接触，故一般认为自由基对机体的损伤最主要是通过生物膜的脂质过氧化反应。

15.［答案］E
［题解］Mg^{2+} 对心肌兴奋性具有抑制作用，低镁灌注液，使心肌兴奋性增高，多发生心律失常，加重心肌损伤。

16.［答案］B
［题解］肌节是最小的心肌收缩单位，镜下表现为横纹，心肌细胞挛缩则出现明显的收缩带。

17.［答案］D
［题解］自由基攻击对象是由大分子组成的有形细胞成分，因此自然不包括电解质。

18.［答案］B
［题解］肌浆网存在 IP_3 的受体，在 IP_3 作用下可使肌浆网释放 Ca^{2+}。

19.［答案］D
［题解］心肌顿抑的特征是代谢、结构改变和功能的延迟恢复，最主要的是收缩功能的延迟恢复。

【A2 型题】

20.［答案］B
［题解］缺血后恢复血流灌注通常是治疗缺血损伤的手段，但在一定条件恢复血流灌注后，血液再灌注组织反而引起进一步组织损伤，这种情况称再灌注损伤。它与离体器官出现的钙反常和氧反常不同，是整体所发生的现象。故 B 为正确答案。

21. ［答案］D

［题解］再灌注时内皮细胞受损最早，一般认为是产生氧自由基的原发来源。故 D 为正确答案。

22. ［答案］B

［题解］在患者的治疗过程中应考虑解除血栓后可能出现的缺血-再灌注损伤，而缺血-再灌注损伤的发病机制中，自由基生成为主要的发病环节，因此应减少自由基的生成。故 B 为正确答案。

23. ［答案］B

［题解］为了避免手术导致的缺血-再灌注损伤，应在手术中降低灌注液的压力。故 B 为正确答案。

24. ［答案］A

［题解］患者反复发作肢体无力而又自行缓解的病因是短暂性脑缺血发作，原因是暂时性脑缺血，后又恢复灌注。如持续脑缺血不能缓解，可能会进展为脑缺血、脑血栓形成或缺血再灌注损伤。故 A 为正确答案。

25. ［答案］C

［题解］染色体畸变不是缺血-再灌注损伤时氧自由基产生的途径。故 C 为正确答案。

26. ［答案］D

［题解］患者此次发病与心肌发生了缺血-再灌注损伤有关。当心肌缺血时磷酸肌酸含量迅速降低，故 D 为正确答案。

27. ［答案］B

［题解］从患者的病史及两次 CT 检查结果，提示患者此次入院为溶栓导致的脑缺血-再灌注损伤。故 B 为正确答案。

28. ［答案］E

［题解］高温、高压、高钙和高钠灌注可诱发或加重再灌注损伤。故正确答案为 E。

29. ［答案］E

［题解］患者在行经皮冠状动脉介入治疗后症状缓解，但十几分钟后突然出现室上性心动过速的最可能的原因是介入治疗后改善心肌缺血，灌注增加后引起的缺血-再灌注损伤。

【B 型题】

30. ［答案］A

［题解］当氧在体内获得 1 个电子时生成 O_2^-。

31. ［答案］B

［题解］当氧在体内获得 2 个电子时生成 H_2O_2。

32. ［答案］C

［题解］当氧在体内获得 3 个电子时生成 $OH \cdot$。

33. ［答案］E

［题解］当氧在体内获得 4 个电子时生成 H_2O。

34. ［答案］A

［题解］是其他自由基和活性氧产生的基础是 O_2^-。

35. ［答案］A

［题解］黄嘌呤氧化酶的前体是黄嘌呤脱氢酶（XD）。

36. ［答案］E

［题解］黄嘌呤氧化酶催化黄嘌呤可生成尿酸。

37. ［答案］C

［题解］黄嘌呤氧化酶的作用底物除了黄嘌呤还有次黄嘌呤。

38. ［答案］D

［题解］次黄嘌呤在黄嘌呤氧化酶催化下可直接生成黄嘌呤。

39. ［答案］B

［题解］O_2^- 形成的主要催化酶是黄嘌呤氧化酶（XO）。

（二）多项选择题

1. ［答案］BCDE

［题解］①膜脂质过氧化，不饱和脂肪酸/蛋白质比例失调，细胞膜流动性降低，通透性增高；②激活磷脂酶 C，催化花生四烯酸代谢形成生物活性物质，如 PG 等，促进再灌注损伤；③抑制膜受体，G 蛋白与效应器耦联，引起细胞信号转导功能障碍；④肌浆网 Ca^{2+}-ATP 活性降低，摄钙减少，细胞内钙超载。

2. ［答案］ABCDE

［题解］钙超负荷、自由基大量产生、ATP 缺乏、无复流现象和白细胞聚集均是缺血-再灌注损伤的发生机制。

3. ［答案］ABC

［题解］①缺血再灌注时，微血管通透性增高可能与白细胞释放炎症介质和自由基作用有关；②微血管阻塞，血流缓慢；③白细胞嵌顿，组织水肿，内皮细胞肿胀，血小板栓子，微血栓形成等，造成缺血区微循环内无复流。

4. ［答案］ABCDE

［题解］临床上 5 种情况均可发生组织的缺血和再灌注（复流）损伤情况。

5. ［答案］ABCDE

［题解］题中述及的各种因素，均可影响缺血-再灌注损伤是否发生及程度。

（三）判断题

1. [答案] √

[题解] 再灌注损伤与缺血时间有依赖关系。缺血时间短，恢复血供后可无明显的再灌注损伤，因为所有器官都能耐受一定时间的缺血；缺血时间过长，缺血器官因发生不可逆性损伤，甚至坏死，而观察不到再灌注损伤。

2. [答案] ×

[题解] 氧反常是指用缺氧灌流液灌流心脏一定时间后，再用富氧灌流液灌流时，组织损伤不仅未能恢复，反而更趋严重的现象。

3. [答案] √

[题解] 合适的酸碱度机体维持正常稳态的重要条件，组织缺血引起代谢性酸中毒，在再灌注时若被迅速纠正，反而可引起细胞损伤加重，这也称为 pH 反常。

4. [答案] ×

[题解] 自由基是外层电子轨道上含有单个不配对电子的原子、原子团和分子的总称。包括氧自由基、脂性自由基、氯自由基、甲基自由基、NO 等。适量的 NO 具有扩张血管、增加血流量、抑制血小板聚集和黏附等作用。

5. [答案] ×

[题解] 氧接受 4 个电子还原成水，在体内接受 1 个电子时生成 $O_2^{\cdot-}$，接受 2 个电子时生成 H_2O_2，而 H_2O_2 本身并非自由基而是一种活性氧。

6. [答案] √

[题解] 钙超载是指各种原因引起的细胞内钙含量异常增多并导致细胞结构损伤和功能代谢障碍的现象。在缺血-再灌注损伤的发病机制中，细胞内钙超载是细胞不可逆损伤的共同通路。

7. [答案] √

[题解] 心肌顿抑是指缺血心肌在恢复血液灌流后一段时间内出现可逆性舒缩功能降低的现象，此时心肌并未发生坏死，它是心肌缺血-再灌注损伤的表现形式之一，自由基爆发性生成和细胞内钙超载是其主要的发生机制。

（四）问答题

1. [答题要点] 自由基具有极活泼的反应性，一旦生成可经其中间代谢产物不断扩展生成新的自由基，形成连锁反应。损伤：①膜脂质过氧化：a. 破坏膜的正常结构：膜脂质过氧化，不饱和脂肪酸/蛋白质比例失调，一方面导致膜液态性，流动性下降；另一方面使细胞膜通透性增高，Ca^{2+} 内流增多。b. 间接抑制膜蛋白功能，自由基使细胞膜脂质之间发生交联，抑制钙泵、钠泵、Na^+/Ca^{2+} 交换蛋白功能：导致细胞钙超载和细胞水肿。c. 自由基及其他生物活性物质生成增多：膜脂质过氧化激活磷脂酶 C、D，促进花生四烯酸代谢，产生多种生物活性物质，如 PG、TXA_2、白三烯等，促进再灌注损伤。d. ATP 生成减少：线粒体膜脂质过氧化，线粒体功能抑制，ATP 生成减少，细胞能量代谢障碍加重。②蛋白质功能抑制：自由基使细胞结构蛋白和酶的巯基氧化形成二硫键；氨基酸残基氧化，胞质及膜蛋白和某些酶交联形成二聚体或更大的聚合物，直接损伤蛋白质功能。如心肌纤维蛋白对 Ca^{2+} 反应性下降，心肌收缩力降低。③核酸及染色体破坏，OH· 使染色体畸变，核酸碱基的改变，或 DNA 断裂。

2. [答题要点] 再灌注压力不宜过高；适当降低灌注液温度（25℃）、pH；减少灌注液中钠、钙液含量；还可适当增加钾、镁含量，有利于减轻再灌流损伤。

3. [答题要点] 性质活泼的自由基可和细胞的膜磷脂、蛋白、核酸发生反应，导致细胞功能障碍和结构破坏。当缺血与再灌注时氧自由基产生增多，可引起细胞膜脂质过氧化反应和通透性增强，细胞外 Ca^{2+} 内流；膜上 Na^+-K^+-ATP 酶失活，使细胞内 Na^+ 升高，Na^+ -Ca^{2+} 交换增强；线粒体膜的液态及流动性改变，导致线粒体功能障碍，ATP 生成减少，使质膜与肌浆网钙泵失灵，不能将肌浆中过多的 Ca^{2+} 泵出或摄取入肌浆网。这些均可导致细胞内 Ca^{2+} 超载，并成为细胞致死原因。

另一方面，细胞内钙超载使钙敏感蛋白水解酶活性增高，促使黄嘌呤脱氢酶转变为黄嘌呤氧化酶，使自由基生成增加；钙依赖性磷脂酶 A2 的激活，使花生四烯酸（AA）生成增加，通过环加氧酶和脂加氧酶作用产生大量 H_2O_2 和 OH^-；钙离子沉积线粒体使细胞色素氧化酶系统功能失调，致分子氧经单电子还原形成氧自由基增多；同时，Ca^{2+} 进入线粒体可使锰超氧化物歧化酶、过氧化氢酶和过氧化物酶活性下降，导致氧自由基增多。

所以，氧自由基产生增多和细胞内钙超载可互为因果，形成恶性循环，使缺血与再灌注损伤加重。

（王　茜）

第十一章 心功能不全

一、学习要求与主要内容

（一）目的要求

A. 知识目标

1. 能够描述心力衰竭、心室重塑、高输出量性心力衰竭的概念，辨别紧张源性扩张和肌源性扩张的区别，辨别向心性肥大和离心性肥大的区别。

2. 能够阐述心衰的常见原因及诱因，分析心肌收缩力下降的主要机制，概述舒张能力降低的机制。

3. 能够辩证分析神经-体液调节机制激活对心功能的主要代偿作用和不利影响，辩证说明心室重塑对心功能的代偿作用及不利影响，列举心功能障碍的常见分类及心力衰竭的防治原则。

B. 技能目标

1. 能够联系临床病例，分析心功能不全患者临床表现背后的病理生理学基础，合理判断和分析病情。

2. 能够合理转化基础医学知识，讨论分析实际临床问题，实现触类旁通、举一反三。

3. 能够绘制心功能不全的思维导图。

C. 情感、态度和价值观目标

1. 通过对病例临床表现及发病机制的分析，形成初步的疾病发生发展的辩证观及科学观，培养崇德、敬业、团结、奉献的医学精神，并树立医者仁心的医学理念和价值观，提高医学生的责任感与职业认同感。

2. 以心血管疾病的高发高危害性为切入点，倡导健康生活方式，确立"健康中国"的大健康目标并为之奋斗。

（二）主要内容

1. 基本概念 心力衰竭、高输出量性心力衰竭、紧张源性扩张、肌源性扩张、心室重塑。

2. 心力衰竭的基本病因 心肌代谢障碍、心脏损害和心脏负荷过重。

3. 心力衰竭的诱因

4. 心力衰竭的发病机制

（1）心肌收缩性减弱：①心肌收缩相关蛋白质破坏：细胞坏死及细胞凋亡；②心肌能量代谢紊乱：能量生成障碍及能量利用障碍、能量储备减少；③心肌兴奋-收缩耦联障碍：胞外钙内流障碍、肌浆网钙运转（摄取、储存、释放）障碍及肌钙蛋白与 Ca^{2+} 结合障碍。

（2）舒张功能异常：①钙离子复位延缓；②肌球-肌动蛋白复合体解离障碍；③心室顺应性降低；④心室舒张势能减少。

（3）心脏各部舒缩活动的不协调性。

5. 心衰的代偿反应

（1）心脏代偿反应：①心率加快；②心脏扩张（包括紧张源性扩张和肌源性扩张）；③心肌肥大（包括心肌向心性肥大和心肌离心性肥大）；④肥大心肌的不平衡生长。

（2）心外代偿反应：①血容量增加；②血液重分布；③红细胞增多；④组织细胞利用氧的能力增强。

（3）神经、体液的代偿反应：①交感-肾上腺髓质系统兴奋；②其他神经-体液因素的变化。

6. 心衰临床表现的病理生理基础

（1）肺循环充血：①呼吸困难：劳力性呼吸困难、端坐呼吸、夜间阵发呼吸困难（心性哮喘）；②肺水肿：毛细血管静脉压升高，毛细血管通透性加大。

（2）体循环淤血：①静脉淤血和静脉压升高：颈静脉怒张、肝颈静脉返流征（＋）；②水肿；③肝肿大压痛和肝功能异常。

（3）心输出量降低：①皮肤苍白或发绀；②疲乏无力、失眠、嗜睡；③尿量减少；④心源性休克。

7. 心衰防治的病理生理基础

二、章节知识点思维导图

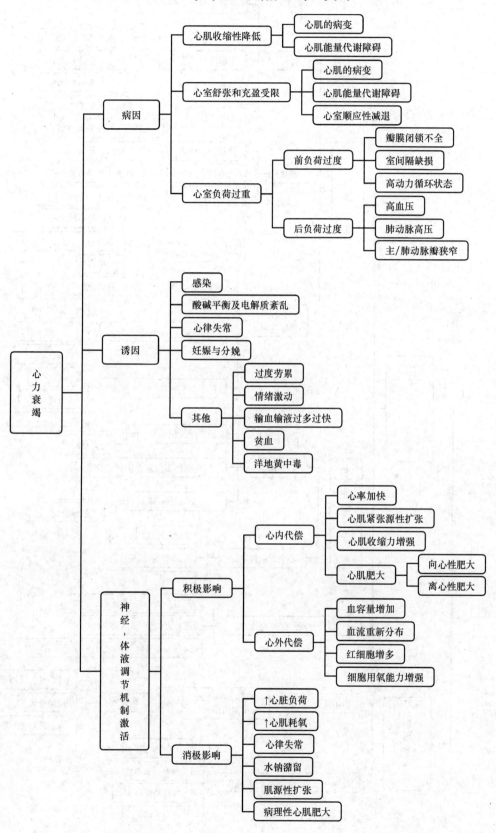

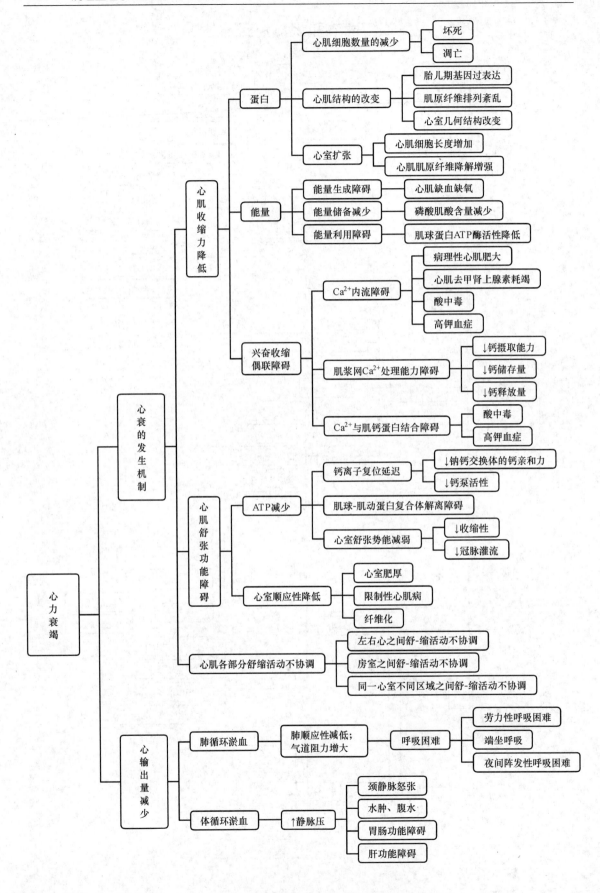

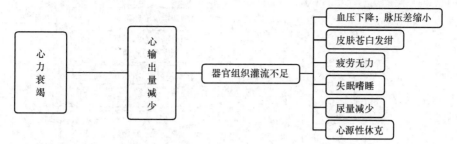

心力衰竭发生原因、机制及对机体的影响

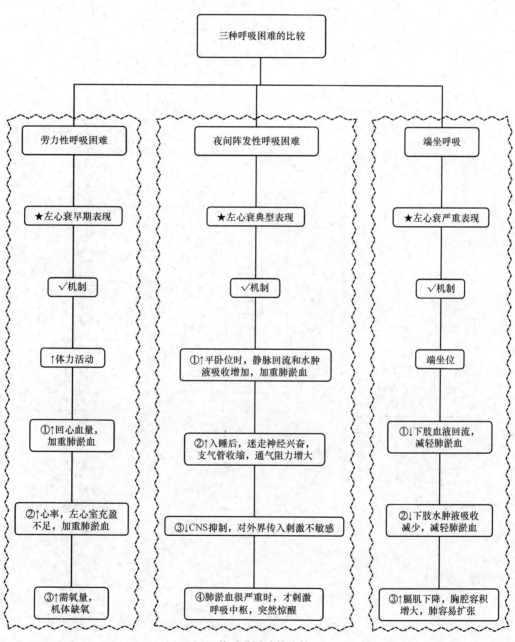

三种呼吸困难的比较

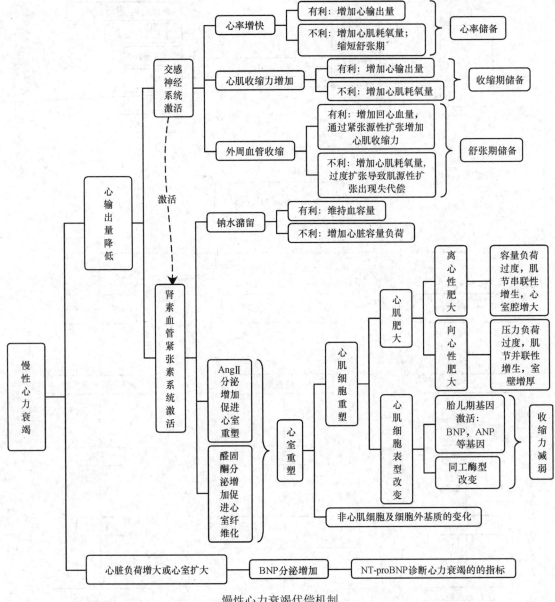

慢性心力衰竭代偿机制

三、复习思考题

（一）单项选择题

【A1 型题】

1. 心力衰竭最具有指征性的血流动力学变化是

A. 肺动脉循环充血　　　B. 动脉血压下降

C. 心输出量降低　　　　D. 毛细血管前阻力增大

E. 体循环静脉淤血

2. 下列哪种疾病可引起左心室后负荷增大

A. 甲状腺功能亢进　　　B. 严重贫血

C. 心肌炎　　　　　　　D. 心肌梗死

E. 高血压病

3. 下列哪种情况可引起右心室前负荷增大

A. 肺动脉高压　　　　　B. 肺动脉栓塞

C. 室间隔缺损　　　　　D. 心肌炎

E. 肺动脉瓣狭窄

4. 下述高输出量性心衰的描述，哪项是错误的

A. 造成此类心衰的原因是高动力循环状态

B. 此类心衰发生时心输出量较发病前有所增高

C. 发病时心输出量属正常或高于正常

D. 可见于严重贫血、甲亢

E. 主要由血容量扩大引起

5. 下列哪种肌节长度的收缩力最强
A. 1.8μm
B. 2.0μm
C. 2.2μm
D. 2.4μm
E. 2.6μm

6. 心衰时心肌收缩性减弱，与下列哪项因素无关
A. ATP 供给不足
B. 心肌细胞死亡
C. 肌浆网 Ca^{2+} 摄取能力下降
D. 肌浆网 Ca^{2+} 释放能力下降
E. 肌钙蛋白活性下降

7. 下列哪项因素与心室舒张功能障碍无关
A. 高血压并左心室肥厚
B. 心室舒张势能减弱
C. 心肌顺应性降低
D. 心室僵硬度加大
E. 肌浆网 Ca^{2+} 释放能力下降

8. 下列哪项变化在急性心力衰竭不会发生
A. 心率加快
B. 肺水肿
C. 心肌肥大
D. 血压下降
E. 皮肤苍白

9. 下列哪项因素与心肌兴奋-收缩耦联障碍无关
A. 肌钙蛋白的活性下降
B. 肌球蛋白的 ATP 酶活性下降
C. 肌浆网 Ca^{2+} 释放能力下降
D. 肌浆网 Ca^{2+} 贮存量下降
E. Ca^{2+} 内流障碍

10. 下列哪种疾病引起的心力衰竭不属于低输出量性心力衰竭
A. 冠心病
B. 心肌炎
C. 二尖瓣狭窄
D. 甲状腺功能亢进
E. 主动脉狭窄

11. 下列哪项属于心力衰竭时肺循环淤血的表现
A. 肝颈静脉征阳性
B. 夜间阵发性呼吸困难
C. 下肢水肿
D. 肝脏肿大压痛
E. 颈静脉怒张

12. 在血容量增加的代偿反应中起主要作用的脏器是
A. 心
B. 肝
C. 脾
D. 肺
E. 肾

13. 心功能不全时，下列哪项反应已经失去代偿意义
A. 心率加快
B. 心肌肥大
C. 肌源性扩张
D. 红细胞增多
E. 血流重分布

14. 下列哪项不是心力衰竭时心输出量减少的表现
A. 皮肤苍白
B. 脉压变小
C. 端坐呼吸
D. 尿少
E. 嗜睡

15. 心力衰竭病人使用静脉扩张剂可以
A. 增强心肌收缩功能
B. 改善心肌舒张功能
C. 降低心脏后负荷
D. 降低心脏前负荷
E. 控制水肿

16. 心衰时，下列哪项代偿反应主要由肾脏引起？
A. 红细胞增多
B. 血流重分布
C. 紧张源性扩张
D. 肌红蛋白增加
E. 细胞线粒体数量增多

17. 下列哪种情况可引起右室后负荷增大
A. 主动脉瓣狭窄
B. 动—静脉瘘
C. 室间隔缺损
D. 肺动脉高压
E. 肺动脉瓣关闭不全

18. 下列哪种是心肌向心性肥大的特征
A. 肌纤维长度增加
B. 心肌纤维呈并联性增生
C. 心脏扩大
D. 室壁增厚不明显
E. 室壁直径与室壁厚度比值大于正常

19. 下列哪种疾病可引起低输出量性心衰
A. 甲亢
B. 严重贫血
C. 心肌梗死
D. 脚气病（$VitB_1$ 缺乏）
E. 动静脉瘘

20. 下述有关慢性心衰代偿反应的描述，哪项是错误的
A. 红细胞增多
B. 血容量扩大
C. 心率加快
D. 肾脏水钠重吸收减少
E. 线粒体数目增多

21. 下列哪项不是心脏向心性肥大的特点
A. 肌纤维变粗
B. 心室壁显著增厚
C. 心腔无明显扩大
D. 心肌收缩力降低
E. 心肌收缩力增强

22. 心力衰竭的发生机制是
A. 心肌交感神经分布密度下降
B. 心肌线粒体氧化磷酸化水平下降
C. 肌浆网 Ca^{2+} 释放量下降
D. 心脏的收缩和（或）舒张功能障碍，导致心泵功能低下
E. 冠状动脉供血减少

23. 慢性心肌缺氧的主要代偿方式是
A. 提高冠状动静脉氧含量差
B. 降低心肌耗氧量
C. 增加冠脉血流量

D. 加强心肌糖酵解

E. 增加心肌细胞线粒体数量

24. 心肌缺血引起心肌收缩性减弱，与下列哪个因素无关

A. ATP 生成减少　　　　B. 心肌细胞死亡

C. 酸中毒

D. 肌浆网 Ca^{2+} 释放能力降低

E. 肌球-肌动蛋白复合体解离障碍

25. 在冠心病心肌梗死引起的急性心衰下列哪项变化不会发生

A. 心率加快　　　　　　B. 血浆胶体渗透压下降

C. 发绀　　　　　　　　D. 血压下降

E. 皮肤苍白

26. 心力衰竭时有关心率加快的叙述，哪项是不正确的

A. 无论急性或慢性心力衰竭，心率都加快

B. 心率加快可能与交感神经兴奋有关

C. 心率越快其代偿效果越好

D. 代偿作用有限，不太经济

E. 心率加快是最容易被迅速动员起来的一种代偿活动

27. 下列哪一项不是左心衰肺水肿的主要发病因素

A. 肺泡毛细血管内压增高

B. 肺泡毛细血管壁通透性增高

C. 血浆胶体渗透压降低

D. 肺淋巴回流障碍

E. 肺泡表面活性物质减少

28. 心肌过度肥大引起心衰的诸因素中哪项是涉及心肌能量利用障碍

A. 心肌交感神经分布密度下降

B. 心肌线粒体氧化磷酸化水平下降

C. 肌浆网 Ca^{2+} 释放量下降

D. 肌球蛋白的 ATP 酶活性下降

E. 心肌去甲肾上腺素下降

29. 左心衰竭患者合并右心衰竭后，左心衰竭可减轻的临床表现是

A. 颈静脉充盈　　　　　B. 恶心

C. 喘憋　　　　　　　　D. 下肢水肿

E. 肝肿大

30. 心脏向心性肥大的本质是

A. 心肌收缩性减弱　　　B. 肌节串联性增生

C. 心肌纤维长度加大　　D. 心肌细胞数量增多

E. 心肌收缩力增强

31. 下列哪项不是因 ATP 不足而发生的障碍

A. 肌球-肌动蛋白复合体解离障碍

B. 肌膜钙 ATP 酶活性下降

C. 肌球蛋白 ATP 酶活性下降

D. 肌浆网钙 ATP 酶活性下降

E. 钙离子复位延缓

【A2 型题】

（32-37 题共用题干）患者，女，69 岁，陈旧性广泛前壁心肌梗死 5 年,活动时胸闷、心悸、气短 3 年，近 1 周因受凉后出现发热、咳嗽咳痰，并出现了夜间阵发性呼吸困难，咳少量粉红色泡沫痰。体检：端坐呼吸，体温 38.7℃，血压 155/90mmHg，心率 122 次/分，P2 亢进，双肺可闻及细湿啰音，双肺散在哮鸣音，肝脾肋下未触及，双下肢无水肿，心电图示陈旧性广泛前壁心梗，血清肌钙蛋白正常，D-二聚体正常。

32. 该患者最可能的诊断为

A. 气道梗阻　　　　　　B. 急性肺栓塞

C. 心力衰竭　　　　　　D. 呼吸衰竭

E. 急性心肌梗死

33. 该患者发生心力衰竭的部位是

A. 左心衰竭　　　　　　B. 右心衰竭

C. 全心衰竭

D. 没有发生心力衰竭

E. 高输出量性心衰

34. 心源性哮喘和支气管哮喘的区别要点是

A. 哮鸣音　　　　　　　B. 湿啰音

C. 咳粉红色泡沫样痰　　D. 发绀

E. 端坐呼吸

35. 左心衰发展至全心衰时不出现

A. 下肢水肿　　　　　　B. 呼吸困难加重

C. 呼吸困难减轻　　　　D. 咳嗽减轻

E. 乏力、疲倦加重

36. 心力衰竭时启动心率加快的代偿机制是

A. 主动脉弓压力感受器传入冲动增多

B. 心房舒张期压力下降

C. 心脏迷走神经紧张性增高

D. 对主动脉弓和颈动脉窦压力感受器的刺激减弱

E. 心室收缩末期压力升高

37. 心衰时，以下反映心功能的指标哪项是错误的？

A. 心室收缩末容积（VESV）增大

B. 射血分数上升

C. 心脏指数下降

D. 心输出量下降

E. 肺毛细血管楔压（PCWP）上升

（38-42 题共用题干）患者，女，73 岁，患慢性支气管炎 12 年。因咳嗽，黄痰，喘息，心悸，脚肿加重伴发热 3 天入院，查体：血压 168/100mmHg，心率 122 次/分，律齐，两肺可闻湿啰音和哮鸣音。双下肢凹陷性水肿。胸片显示右心室肥大，肺野透亮度增加，诊断为慢性支气管炎，慢性阻塞性肺疾病、肺源性心脏病。

38. 该患者最可能的诊断还有

A. 新冠肺炎　　　　　B. 支气管哮喘

C. 心力衰竭　　　　　D. 急性肺栓塞

E. 心肌病

39. 该患者发生心力衰竭的部位是

A. 左心衰竭　　　　　B. 右心衰竭

C. 全心衰竭

D. 没有发生心力衰竭　　E. 高输出量性心衰

40. 下列检查哪一项有助于明确心衰诊断

A. C 反应蛋白　　　　B. 血管紧张素 II

C. 肌钙蛋白　　　　　D. 心房钠尿肽

E. B 型钠尿肽

41. 右心衰竭最常见的体征为

A. 心脏杂音　　　　　B. 腹泻、呕吐

C. 下肢水肿　　　　　D. 劳力性呼吸困难

E. 脾大

42. 慢性心功能不全时，机体最有效的代偿方式是

A. 心率加快　　　　　B. 心肌肥大

C. 肌源性扩张　　　　D. 血液红细胞增多

E. 水钠潴留使血容量增多

43. 患者，男，62 岁，患原发性高血压病 20 年。近期感心慌，气喘，休息后缓解。近 1 周感觉心慌气促加重，甚至夜间因憋气而惊醒。超声心动图示左房、左室内径增大，室间隔及左室后壁增厚，左室射血分数为 45%。患者最可能出现的心力衰竭类型是

A. 收缩性心力衰竭

B. 高心输出量性心力衰竭

C. 射血分数降低型心力衰竭

D. 射血分数保留型心力衰竭

E. 射血分数中间范围的心力衰竭

（44-45 题共用题干）36 岁孕妇，血红蛋白 75g/L，妊娠 8 个月时出现心慌气短、下肢凹陷性水肿，经检查主诊医师认为该孕妇出现了高输出量性心力衰竭。

44. 该孕妇发生心力衰竭最主要的机制是

A. 心肌凋亡　　　　　B. 心脏纤维化

C. 心肌收缩不协调　　D. 心肌能量生成减少

E. 心肌能量储存减少

45. 高排出量性心力衰竭患者的血流动力学特点是

A. 心力衰竭时心排出量比心衰前有所增加，可稍高于正常水平

B. 心力衰竭时心排出量比心衰前有所降低，但可高于正常水平

C. 心力衰竭时心排出量比心衰前有所增加，但低于正常水平

D. 心力衰竭时心排出量比心衰前有所降低，但低于正常水平

E. 心力衰竭时心排出量比心衰前有所降低，等于正常水平

46. 患者，男，65 岁，反复活动后心慌气短 20 年，下肢水肿 10 年，诊为扩张型心肌病、全心衰竭，近日因肺炎入院。凌晨突然出现烦躁、呼吸困难、发绀，尤以卧位时明显，心率 130 次/分，两肺湿啰音、哮鸣音，胸片示两肺中下斑片状影。全心衰竭时最常出现的酸碱平衡紊乱是

A. 代谢性酸中毒　　　　B. 代谢性碱中毒

C. 呼吸性酸中毒　　　　D. 呼吸性碱中毒

E. 代谢性酸中毒合并呼吸性酸中毒

47. 男，80 岁，高血压病 32 年，夜间阵发性呼吸困难 13 年，间断双下肢水肿、少尿 5 年。近 1 月上述症状加重，不能平卧，伴厌食和腹胀。该患者最恰当的心功能评价为

A. 全心衰竭　　　　　B. 右心衰竭，失代偿

C. 心功能 II 级　　　D. 心功能 III 级

E. 心功能 IV 级

48. 女，68 岁，8 年前曾经患心肌梗死，此后时有心前区疼痛发生。近 1 年来，出现劳力性呼吸困难。感冒后加重，不能平卧、咳嗽咳痰，无下肢水肿。查体：心界明显扩大，心率 96 次/分，律齐，血压 128/78mmHg，肝肋下触及，颈静脉怒张。下列哪些说法不正确的

A. 患者出现心衰加重与感染有关

B. 患者查体无下肢水肿故可认为其无水肿发生

C. 患者心功能不全最早出现的代偿是心率增快

D. 慢性左心衰最早的临床症状是劳力性呼吸困难

E. 导致患者出现心力衰竭的主要原因是心肌结构破坏

49. 男，18 岁，上感后发生心悸、胸闷、气短，胸部 X 线片示心脏扩大、肺淤血，诊断病毒性心肌炎、心功能不全，上述临床表现中体现该患者

心功能不全的代偿的有哪一项？

A. 肺淤血　　　　　　B. 心悸

C. 心脏扩大　　　　　D. 胸闷

E. 气短

（50-51 题共用题干）女，62 岁。近 5 年血压升高，血压 160/110mmHg，尿常规（−），心脏 X 线检查提示左心室增大。

50. 该患者心功能分期是

A. C 期　　　　　　　B. 不能分期

C. A 期　　　　　　　D. B 期

E. D 期

51. 最能反映心脏泵血功能降低的指标是

A. 心率增快　　　　　B. 心脏指数降低

C. 心室充盈压升高　　D. 心室-dp/dt_{max} 降低

E. 心室舒张末期容积降低

【B 型题】

A. 左心室前负荷过重　B. 左心室后负荷过重

C. 右心室前负荷过重　D. 右心室后负荷过重

E. 左、右心室前负荷均过重

52. 主动脉瓣关闭不全

53. 高血压

54. 肺动脉瓣狭窄

55. 静脉输液过多、过快

（二）多项选择题

1. 酸中毒引起心肌收缩性减弱的机制是

A. 使 Ca^{2+} 与肌浆网钙储存蛋白的结合紧密

B. 降低 β 受体对去甲肾上腺素的敏感性

C. H^+ 与肌钙蛋白的结合增加

D. H^+ 进入心肌细胞，与 K^+ 进行交换，形成高钾血症

E. H^+ 抑制肌球蛋白 ATP 酶活性

2. 心肌缺血引起心力衰竭的发病机制是

A. ATP 生成不足　　　B. 酸中毒

C. 心肌细胞凋亡　　　D. 肌浆网钙处理障碍

E. 心肌细胞坏死

3. 下列哪些情况可阻止心肌细胞 Ca^{2+} 内流

A. 酸中毒　　　　　　B. 高钾血症

C. 高钠血症　　　　　D. 高钙血症

E. 去甲肾上腺素含量降低

4. 下列哪项因素可影响心肌能量的生成、利用障碍引起心衰

A. 严重贫血　　　　　B. 心肌肥大

C. 维生素 B_1 缺乏　　D. 冠心病

E. 休克

5. 心肌离心性肥大的特点是

A. 心肌并联性增生　　B. 心脏明显扩大

C. 心肌纤维长度增大

D. 室腔直径与室壁厚度比值大于正常

E. 常见于容量负荷过重

6. 心肌向心性肥大的特点

A. 心肌串联性增生　　B. 肌纤维变粗

C. 室壁厚度增加

D. 室腔直径与室壁厚度比值小于正常

E. 常见于压力负荷过重

7. 心衰引起血容量扩大主要通过下列哪些环节实现

A. 降低肾小球滤过率　B. 增加淋巴回流

C. 扩张血管

D. 增加肾小管对水钠的重吸收

E. 心肌肥大

8. 心衰常见的诱因是

A. 妊娠　　　　　　　B. 酸中毒

C. 全身感染　　　　　D. 心律失常

E. 高血压

9. 引起心力衰竭的原因主要包括

A. 心脏前负荷过重　　B. 心肌能量代谢障碍

C. 弥散性心肌炎　　　D. 严重心律失常

E. 二尖瓣关闭不全

10. 心肌肥大引起心肌收缩性减弱的主要机制是

A. 心肌交感神经分布密度下降

B. 心肌线粒体数量增加不足

C. 肥大心肌毛细血管数量不足

D. 肌球蛋白 ATP 酶活性下降

E. 心室僵硬度增加

11. 有关心性水肿的描述正确的是

A. 左心功能不全引起肺水肿，在合并右心功能不全时，肺水肿程度可减轻

B. 心性水肿包括左心功能不全引起的肺水肿和右心功能不全引起的全身性水肿

C. 心性水肿的发病机制主要由于动脉充盈不足导致

D. 心性水肿下垂部位较明显

E. 心房钠尿肽分泌减少促进心性水肿的发生

12. 心衰的防治原则是

A. 防治原发病，消除诱因

B. 改善心肌舒缩功能

C. 调整心脏前后负荷

D. 改善能量代谢

E. 干预心室重塑

13. 以下哪些是右心衰的表现
A. 下肢水肿
B. 肝颈静脉返流征阳性
C. 肝肿大压痛
D. 端坐呼吸
E. 胃肠道淤血

（三）判断题

1. 心肌的兴奋是电活动，而收缩是机械活动，将两者偶联在一起的是 Ca^{2+}。（　　）
2. 肌浆网通过摄取、储存和释放三个环节来调节细胞内的 Ca^{2+} 浓度，肌浆网 Ca^{2+} 处理功能障碍，进而影响兴奋-收缩耦联，心衰时肌浆网钙处理功能紊乱，导致心肌兴奋-收缩耦联障碍。（　　）
3. 心衰病人平卧可加重呼吸困难而被迫采取端坐或半卧位以减轻呼吸困难的状态称为劳力性呼吸困难。（　　）
4. 体循环淤血是全心衰或左心衰的结果，主要表现为体循环静脉系统过度充盈，内脏器官充血、水肿等。（　　）
5. 心肌向心性肥大可增加心肌收缩力，增加心输出量；但过度肥大则引起心肌不平衡生长，削弱心肌收缩力。（　　）
6. 心衰时心肌细胞肌球蛋白头部 Ca^{2+}-Mg^{2+}-ATP 酶活性下降主要与心肌调节蛋白改变有关。（　　）
7. 急性心力衰竭时，心输出量急剧下降，动脉血压下降，甚至可发生心源性休克。（　　）
8. 慢性心力衰竭，机体通过压力感受器反射性使外周小动脉收缩和心率加快，以及通过血容量增多等代偿功能，动脉血压可基本正常。（　　）
9. 代谢性酸中毒时，H^+ 主要影响细胞内钙离子的转运，使钙与肌钙蛋白结合增强，心肌收缩力增加。（　　）
10. 心性水肿一般先出现在下肢低垂部位。（　　）
11. 伴有心肌收缩力增强的心腔扩张称为心脏紧张源性扩张。（　　）
12. 高血压病可使心脏发生离心性肥大。（　　）
13. 心衰可引起肺性脑病，也称心性哮喘。（　　）
14. 感染是心衰常见的诱因。（　　）
15. 酸中毒可使肌浆网与 Ca^{2+} 结合障碍。（　　）
16. 伴有心肌收缩力减弱的心腔扩张称为心脏肌源性扩张。（　　）
17. 舒张功能障碍为主的心衰，射血分数可以是正常的。（　　）
18. 心率加快是急性心衰最有效的代偿改变。（　　）

（四）问答题

1. 试述心肌梗死引起心力衰竭的发病机制。
2. 严重左心衰竭患者经常采取什么体位？为什么？
3. 试述感染诱发心力衰竭的机制。
4. 患者，男性，63 岁。风湿性心脏病史 28 年。近日受凉后出现胸闷、气短，夜间不能平卧，腹胀，双下肢浮肿。查体：颈静脉怒张，肝颈静脉回流征阳性。双肺底可闻及散在湿性啰音。心界向两侧扩大。心音低钝，心尖区可闻及 3/6 级舒张期隆隆样杂音。肝肋肋下三指。
（1）患者处于什么病理状态？为什么？
（2）该患者出现心衰竭的原因？机制？

四、参考答案及解析

（一）单项选择题

【A1 型题】
1. ［答案］C
［题解］根据心力衰竭的定义，各种原因引起心脏结构和功能改变，使心室泵血量和（或）充盈功能低下，以至不能满足组织代谢需要的病理生理过程，称为心力衰竭。因此心输出量下降是心衰最具指征性变化。
2. ［答案］E
［题解］高血压病因周围动脉收缩，外周阻力增加，引起左心室后负荷增加。
3. ［答案］C
［题解］室间隔缺损时由于左心室压力大于右心室，血流从左向右分流，使右心室前负荷增加。
4. ［答案］B
［题解］此类心衰主要由各种原因引起血容量扩大静脉回流增加，心脏过度充盈，心输出量相对增加等，不存在血容量减少；心衰发病时心输出量较发病前水平明显降低，但仍可等于或高于正常值。
5. ［答案］C
［题解］肌节长度在 2.2μm 时粗、细肌丝处于最佳重叠状态，有效横桥数最多，收缩力最大。
6. ［答案］C
［题解］肌浆网 Ca^{2+} 摄取能力下降的后果是导致心肌舒张障碍。
7. ［答案］E
［题解］肌浆网 Ca^{2+} 释放能力下降可引起心肌收缩性减弱。

8. ［答案］C

［题解］心肌肥大通常是因心脏长期承受过重负荷而发生，急性心力衰竭起病急，病程短，不会出现心肌肥大。

9. ［答案］B

［题解］肌球蛋白ATP酶活性下降与能量利用有关。

10. ［答案］D

［题解］甲亢时因血容量扩大静脉回流增加，心脏过度充盈，心输出量增加，处于高动力循环状态。

11. ［答案］B

［题解］夜间阵发性呼吸困难是肺循环淤血的表现。

12. ［答案］E

［题解］肾脏通过降低肾小球滤过率和增加肾小管对水钠的重吸收来增加血容量。

13. ［答案］C

［题解］发生肌源性扩张时，心脏容量扩大，肌节超过最适初长度，收缩力未增强，心输出量不增加，失去代偿意义。

14. ［答案］C

［题解］端坐呼吸是肺循环淤血的表现。

15. ［答案］D

［题解］静脉扩张剂可扩张周围静脉，减少回心血量，降低右心室前负荷，减轻心脏容量负荷。

16. ［答案］A

［题解］心衰时由于机体发生循环性缺氧刺激肾脏产生促红细胞生成素，增强骨髓造血功能，使红细胞增多。

17. ［答案］D

［题解］D提示右心后负荷增加。A为左心后负荷增大，BCE为右心前负荷增加。

18. ［答案］B

［题解］B是心肌向心性肥大的特征。A、C、D、E是离心性肥大的特征。

19. ［答案］C

［题解］C是低输出量性心衰。A、B、D、E是高输出量性心衰。

20. ［答案］D

［题解］慢性心衰代偿反应时，肾脏水钠重吸收增加。

21. ［答案］D

［题解］向心性肥大时，心肌收缩力增强。

22. ［答案］D

［题解］心力衰竭的发生机制是心脏的收缩和（或）舒张功能障碍，导致心泵功能低下。此题为单选题，

D最全面。

23. ［答案］E

［题解］慢性心肌缺氧的主要代偿方式是增加心肌细胞线粒体数量。

24. ［答案］E

［题解］肌球-肌动蛋白复合体解离障碍与心肌缺血引起心肌舒张性减弱有关。

25. ［答案］B

［题解］冠心病心肌梗死引起的急性心衰，血浆胶体渗透压不会发生改变。

26. ［答案］C

［题解］心力衰竭时，心率过快，一般大于180次/分，心输出量反而下降。

27. ［答案］C

［题解］血浆胶体渗透压降低不是左心衰肺水肿的主要发病因素。

28. ［答案］D

［题解］心肌过度肥大引起心衰的诸因素中涉及心肌能量利用障碍的是肌球蛋白的ATP酶活性下降。

29. ［答案］C

［题解］左心衰竭患者合并右心衰竭后，左心衰竭可减轻的临床表现是喘憋。因左心衰竭患者合并右心衰竭后，回心血量减少，肺循环淤血可以有所减轻。

30. ［答案］E

［题解］心脏向心性肥大的本质是心肌收缩力增强。

31. ［答案］C

［题解］肌球蛋白ATP酶活性下降不是因ATP不足而发生的障碍。心肌细胞过度肥大或酸中毒可使肌球蛋白ATP酶活性下降。

【A2型题】

32. ［答案］C

［题解］老年女性，慢性病程，急性加重。既往陈旧心肌梗死病史，心功能不全表现3年，近1周感染后出现夜间阵发性呼吸困难，咳粉红色泡沫痰，查体肺部可闻哮鸣音和湿啰音，综合以上，可诊断为心力衰竭。心电图示陈旧性广泛前壁心梗，血清肌钙蛋白正常，不支持E诊断。D-二聚体正常不支持B诊断。AD诊断也没有依据。

33. ［答案］A

［题解］老年女性，慢性病程，急性加重。既往陈旧心肌梗死病史，心功能不全表现3年，近1周感染后出现夜间阵发性呼吸困难，咳粉红色泡沫痰，查体肺部可闻哮鸣音和湿啰音，综合以上，

可诊断为心力衰竭。肝脾肋下未触及，双下肢无水肿，不支持B，C亦不支持。该患者的心衰属于低输出量性心衰。

34. [答案] C

[题解] 心源性哮喘和支气管哮喘的区别要点是心源性哮喘会咳粉红色泡沫样痰，其次病史上，支气管哮喘一般有过敏发作史。

35. [答案] B

[题解] 左心衰发展至全心衰时因同时发生右心衰，肺循环淤血减轻，因此呼吸困难有所减轻。一般会在左心衰肺循环淤血的基础上，逐渐出现体循环淤血的表现。

36. [答案] D

[题解] 心衰时，由于心排血量减少，主动脉弓和颈动脉窦压力感受器的刺激减弱，经窦神经传到中枢的抑制性冲动减少，迷走神经抑制，交感神经兴奋，心率加快。

37. [答案] B

[题解] 心衰时，射血分数减低。

38. [答案] C

[题解] 老年女性患者，慢性病程，急性加重，既往慢性支气管炎病史12年，近3天因感染病情加重，检查发现双肺改变、下肢水肿，胸片检查结果等均符合慢性支气管炎、慢性阻塞性肺疾病、肺源性心脏病诊断。该患者在慢性呼吸系统疾病的基础上，并发了肺心病，右心室肥大改变，双下肢水肿，这些改变均提示患者已出现了心力衰竭。

39. [答案] B

[题解] 该患者在慢性呼吸系统疾病的基础上，并发了肺心病，右心室肥大改变，双下肢水肿，这些改变均提示患者出现了右心衰竭。双下肢水肿是右心衰竭体循环淤血的典型改变。

40. [答案] E

[题解] B型钠尿肽（BNP）是心功能不全诊断和鉴别诊断、风险分层以及预后评估的重要生化指标。BNP比ANP（心房钠尿肽）更敏感。

41. [答案] C

[题解] 双下肢水肿是右心衰竭、体循环淤血的典型改变，也是最常见的体征。

42. [答案] B

[题解] 慢性心功能不全时，机体最有效的代偿方式是心肌肥大。

43. [答案] E

[题解] 该患者射血分数为45%，属于射血分数中间范围的心力衰竭。

44. [答案] D

[题解] 该孕妇Hb降低，为贫血。贫血时，由于供氧不足，有氧氧化障碍，进而影响心肌能量代谢，造成心肌能量生成减少。

45. [答案] B

[题解] 贫血导致的心衰，血流动力学特征是高动力循环状态，心脏容量负荷过度，是高排出量性心力衰竭。高排出量性心力衰竭患者的血流动力学特点是心力衰竭时心排出量比心衰前有所降低，但可高于正常水平。

46. [答案] E

[题解] 左心衰时，由于机体缺血缺氧，无氧糖酵解增加，易发生代谢性酸中毒；右心衰者多有慢性肺部疾患，易发生通气障碍导致的呼吸性酸中毒。全心衰竭时最常出现的酸碱平衡紊乱是代谢性酸中毒合并呼吸性酸中毒。

47. [答案] A

[题解] 患者老年男性，有高血压病史多年，既有肺循环淤血表现（夜间阵发性呼吸困难不能平卧），又有体循环淤血表现（双下肢水肿、少尿、厌食和腹胀），可判断为全心衰竭。D和E，从现有病例资料暂不能判断。

48. [答案] B

[题解] 患者老年女性，有冠心病病史多年，有全心衰竭表现（劳力性呼吸困难、不能平卧、心界明显扩大，肝大，颈静脉怒张等），可判断为全心衰竭。心衰导致的心性水肿在早期可能是隐性水肿，不能因患者查体无下肢水肿认为其无水肿发生。

49. [答案] B

[题解] 年轻男性，上感后出现病毒性心肌炎、心功能不全，心悸可体现该患者心功能不全的代偿。心功能不全发生后，由于交感神经兴奋，心率加快，患者主观感觉为心悸。

50. [答案] D

[题解] 老年男性，高血压病史，有左心室增大，按ACC/AHA分期标准，应属于B期。

51. [答案] B

[题解] ABC都是能反映心脏泵血功能降低的指标，但B在三者中最好，因心脏指数是经单位体表面积标准化后的心排出量，横向可比性较好。DE是反映心肌舒张功能障碍的指标。

【B型题】

52. [答案] A

[题解] 主动脉瓣关闭不全导致主动脉血液反流，使左心室前负荷过重。

53. [答案] B

[题解] 高血压是左心室后负荷加重。

54. [答案] D

[题解] 肺动脉瓣狭窄是右心室后负荷过重。

55. [答案] C

[题解] 静脉输液过多、过快使左、右心室前负荷过重。

（二）多项选择题

1. [答案] ABCDE

[题解] A 使肌浆网钙离子释放减少，B 使钙离子内流受阻，C 使 H^+ 与肌钙蛋白竞争性结合，抑制钙离子与心肌钙蛋白的结合，D 使细胞外高钾，干扰钙离子内流，钙离子内流缓慢，E 使收缩需要的 ATP 减少。

2. [答案] ABCDE

[题解] A 是心肌缺血缺氧，有氧氧化障碍，ATP 生成减少，B 酸中毒，使心肌收缩性减弱，C 和 E 心肌缺血，产生过多氧自由基，钙超载，酸中毒，线粒体受损，引起细胞坏死和凋亡，D 是心肌缺血，ATP 下降，肌浆网 Ca^{2+}-ATP 酶运转失灵，或钙通道失活，使肌浆网钙离子储存和释放功能障碍，影响心肌舒缩功能。

3. [答案] ABE

[题解] AE 是 H^+ 降低 β 受体对去甲肾上腺素的敏感性，使 Ca^{2+} 内流受阻，B 是细胞外 K^+ 与 Ca^{2+} 在心肌细胞膜离子转运上有竞争作用，阻止 Ca^{2+} 的内流。

4. [答案] ABCDE

[题解] A 是供氧不足，有氧氧化障碍，B 是肌球蛋白的 ATP 酶活性下降，能量利用障碍，C 是葡萄糖有氧氧化受阻，能量生成障碍，DE 是心肌缺血缺氧及能量底物供应减少，ATP 生成减少。

5. [答案] BCDE

[题解] A 属于心肌向心性肥大的特点，BCDE 才是离心性肥大的特点。

6. [答案] BCDE

[题解] B、C、D、E 为向心性肥大的特点，而 A 为心肌离心性肥大的特点。

7. [答案] AD

[题解] 心衰使有效循环血量减少，机体发生血容量调节，在血液重新分布使肾灌注减少的同时，

醛固酮、ADH 等增加，作用于肾小管，对水钠的重吸收增加，同时抑制钠水重吸收的激素（PGE_2、ANP）减少。

8. [答案] ABCD

[题解] 心衰常见的诱因包括有妊娠、酸中毒、全身感染、心律失常等。高血压是病因。

9. [答案] ABCDE

[题解] 引起心力衰竭的原因方面，ABCDE 均有涉及。D 因素可以是病因也可以是诱因。本题题干中的原因，包括病因和诱因。

10. [答案] ABCDE

[题解] ABCDE 均是心肌肥大引起心肌收缩性减弱的主要机制。E 心室僵硬度增加，主要影响舒张功能，也会影响到收缩功能。

11. [答案] ABDE

[题解] 心性水肿包括左心功能不全引起的肺水肿和右心功能不全引起的全身性水肿。右心功能不全引起的全身性水肿的发病机制主要由于体循环淤血、静脉系统淤血导致。左心功能不全引起的肺水肿主要是由于肺循环淤血所致，肺毛细血管流体静压是增高的。

12. [答案] ABCDE

[题解] ABCDE 均是心衰的防治原则。

13. [答案] ABCE

[题解] 端坐呼吸是左心衰的表现。

（三）判断题

1. [答案] √

[题解] 所描述表现为兴奋-收缩耦联过程，由化学能向机械能转化，心肌收缩。

2. [答案] √

[题解] 钙离子是兴奋-收缩耦联过程的核心作用因子。Ca^{2+} 与肌钙蛋白 C 结合是横桥形成的启动环节，而肌浆网 Ca^{2+}-ATP 酶是调控心肌舒张的重要靶点。任何影响心肌对钙离子转运、分布的因素都会影响钙稳态，导致兴奋-收缩耦联障碍。

3. [答案] ×

[题解] 所描述表现为端坐呼吸。

4. [答案] ×

[题解] 所描述为右心衰竭的表现。

5. [答案] √

[题解] 心肌向心性肥大可增加心肌收缩力，增加心输出量；但过度肥大则引起心肌不平衡生长，削弱心肌收缩力。过度心肌肥大是使心功能由代

偿转变为失代偿的重要因素。

6. [答案] √

[题解] 心衰时心肌细胞肌球蛋白头部 Ca^{2+}-Mg^{2+}-ATP 酶活性下降主要与心肌调节蛋白改变有关。如肌球蛋白轻链-1，肌钙蛋白等。

7. [答案] √

[题解] 急性心力衰竭时，例如急性心肌梗死，心输出量急剧下降，动脉血压下降，甚至可发生心源性休克。

8. [答案] √

[题解] 慢性心力衰竭，机体通过压力感受器反射性使外周小动脉收缩和心率加快，以及通过血容量增多等代偿功能，动脉血压可基本正常。

9. [答案] ×

[题解] 酸中毒时，H^+ 与肌钙蛋白的亲和力比 Ca^{2+} 大，H^+ 占据了肌钙蛋白上的钙离子结合位点，此时即使胞质 Ca^{2+} 浓度已上升到"收缩阈值"，Ca^{2+} 也无法与肌钙蛋白相结合，心肌兴奋-收缩耦联受阻。同时 H^+ 使肌浆网中 Ca^{2+} 结合蛋白与 Ca^{2+} 亲和力增大，使肌浆网在心肌收缩时不能释放足量的钙离子。总之，酸中毒会使心肌收缩力时降低。

10. [答案] √

[题解] 受重力影响，心性水肿在体位低的下肢表现最为显著。水肿是右心衰或全心衰的主要临床表现之一。

11. [答案] √

[题解] 伴有心肌收缩力增强的心腔扩张称为心脏紧张源性扩张。伴有心肌收缩力下降的心腔扩张称为心脏肌源性扩张。

12. [答案] ×

[题解] 高血压病可使心脏发生向心性肥大。

13. [答案] ×

[题解] 左心衰时肺循环淤血的表现，也称心性哮喘。肺性脑病是继发于慢性呼吸系统疾病呼吸衰竭基础上的脑功能不全。

14. [答案] √

[题解] 感染是心衰最常见的诱因。

15. [答案] ×

[题解] 酸中毒可使肌浆网与 Ca^{2+} 结合增强。

16. [答案] √

[题解] 伴有心肌收缩力减弱的心腔扩张称为心脏肌源性扩张。伴有心肌收缩力增强的心腔扩张称为心脏紧张源性扩张。

17. [答案] √

[题解] 舒张功能障碍为主的心衰，射血分数可以是正常的。常见于舒张性心衰的早期。

18. [答案] √

[题解] 心率加快是急性心衰最有效的代偿改变。

（四）问答题

1. [答题要点]

（1）收缩相关蛋白的破坏，包括坏死与凋亡。

（2）能量代谢紊乱，包括能量生成和利用障碍、能量储备减少。

（3）兴奋-收缩耦联障碍，包括肌浆网对 Ca^{2+} 摄取、储存、释放障碍，胞外 Ca^{2+} 内流障碍，肌钙蛋白与 Ca^{2+} 结合障碍。

（4）心室功能异常，包括 Ca^{2+} 复位延缓，肌球-肌动蛋白的复合体解离障碍，心室舒张势能减小。

2. [答题要点] 重度左心衰竭时患者常采用的体位为端坐位或半卧位。其机制为：

（1）下肢下垂，回心血量减少，下肢水肿回流减少，减少血容量，减轻肺淤血、肺水肿。

（2）膈肌下移，肺通气量增加，改善缺氧。

3. [答题要点]

（1）发热时交感神经兴奋，代谢增加，加重心脏负荷。

（2）心率增快，心脏舒张期缩短，心肌供血供氧减少。

（3）致病微生物及产物直接损害心肌。

（4）如合并呼吸道感染，加重肺循环阻力，使右心室负荷加重。同时也会减少对心肌的供氧。

4. [答题要点]

（1）该患者处于心力衰竭状态，有明确的心衰表现。

（2）该患者风心、二尖瓣损害 → 左心衰 → 右心衰 → 全心衰竭，其主要原因是风心、二尖瓣损害，其主要发病机制是长期心脏负荷增大，诱发心肌肥大，引起心肌收缩功能降低和舒张功能障碍。

（李 凡 冯 蕊）

第十二章　呼吸功能不全

一、学习要求与主要内容

（一）目的要求

A. 知识目标

1. 能够解释呼吸衰竭、限制性通气不足、阻塞性通气不足、等压点、弥散障碍、功能性分流、死腔样通气、解剖分流、肺源性心脏病、肺性脑病的概念。

2. 能够归纳并复述呼吸衰竭的发生机制及血气变化特点。

3. 能够结合案例解释呼吸衰竭时机体的机能代谢变化，以及肺源性心脏病、肺性脑病的发生机制。

B. 技能目标

1. 能够运用理论知识，分析解释急性呼吸窘迫综合征和慢性阻塞性肺病患者临床表现的病理生理学基础；将基础知识与临床疾病相结合，达到融会贯通、学以致用的目的。

2. 能够根据呼吸衰竭的发病学环节制定防治原则。

C. 情感、态度和价值观目标

1. 能够以辨证的视角和发展的眼光看待肺通气功能障碍及肺换气功能障碍在呼吸衰竭发生、发展过程中的作用机制及意义。

2. 能够在案例分析的过程中体验从现象到本质的认知过程，建立科学、严谨的临床思维，培养谨慎、求实的作风和学风。

（二）主要内容

1. 基本概念　呼吸衰竭、限制性通气不足、阻塞性通气不足、等压点、弥散障碍、功能性分流、死腔样通气、解剖分流、肺源性心脏病、肺性脑病。

2. 病因和发病机制

（1）通气功能障碍：①限制性通气不足；②阻塞性通气不足。血气变化：$PaO_2\downarrow$，并且 $PaCO_2$ 成比例$\uparrow$。

（2）弥散障碍：①肺泡膜面积严重减少；②肺泡膜厚度明显增加；③弥散时间缩短。血气变化：$PaO_2\downarrow$；$PaCO_2$ 正常、$\uparrow$ 或 $\downarrow$，即 I 型呼吸衰竭。

（3）肺泡通气与血流比例失调：①功能性分流；②死腔样通气。血气变化：$PaO_2\downarrow$；$PaCO_2$ 正常、$\uparrow$ 或 $\downarrow$，即 I 型呼吸衰竭。

（4）解剖分流增加：如支气管扩张症，肺实变、肺不张。血气变化：动脉血中 $PaO_2\downarrow$ 并伴有 $PaCO_2\uparrow$，即 II 型呼吸衰竭。

（5）常见呼吸系统疾病导致呼吸功能衰竭的机制：急性呼吸窘迫综合征；慢性阻塞性肺病。

3. 呼吸衰竭时主要的代谢功能变化

（1）酸碱平衡及电解质紊乱：呼吸性酸中毒、代谢性酸中毒、呼吸性碱中毒及混合性酸碱平衡紊乱。

（2）呼吸系统变化：呼吸频率和节律的改变。

（3）循环系统变化：肺源性心脏病。

（4）中枢神经系统变化：肺性脑病。

（5）其他系统：急性肾功能衰竭、胃出血、胃溃疡形成等。

4. 防治的病理生理基础

二、章节知识点思维导图

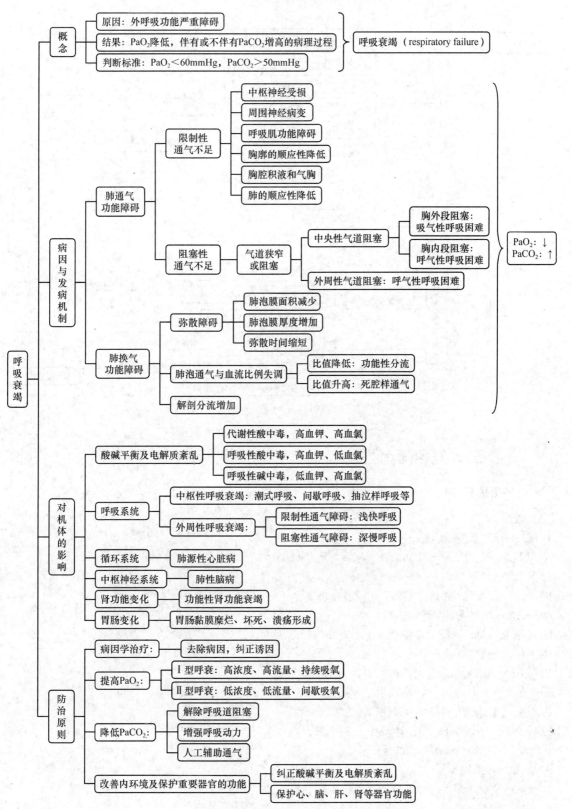

呼吸衰竭发生机制及对机体的影响

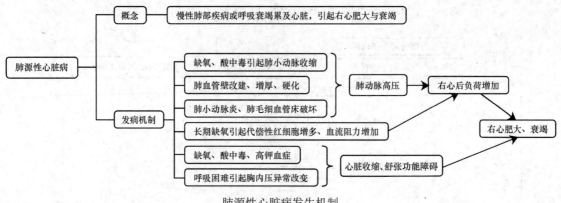

肺源性心脏病发生机制

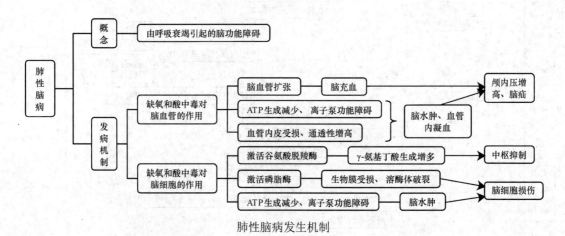

肺性脑病发生机制

三、复习思考题

（一）单项选择题

【A1 型题】

1. 有关呼吸衰竭的概念哪一项不正确

A. 呼吸衰竭是由于外呼吸功能严重障碍导致 PaO_2 低于正常或伴有 $PaCO_2$ 升高的病理过程

B. 判断呼吸衰竭的血气标准一般为 $PaO_2 < 60mmHg$，伴有或不伴有 $PaCO_2 > 50mmHg$

C. 呼吸衰竭可分为低氧血症型（Ⅰ型）和低氧血症伴高碳酸血症型（Ⅱ型）

D. 呼吸衰竭患者（未经治疗时）可以只有 $PaCO_2$ 升高而没有 PaO_2 降低

E. 根据病程经过不同可分为急性和慢性呼吸衰竭

2. 以 $PaO_2 < 60mmHg$ 为在海平面条件下吸入室内空气时诊断呼吸衰竭的标准是根据

A. 临床经验制定的

B. 此时外周化学感受器方可被缺氧刺激兴奋

C. 此时会引起酸中毒

D. 此时中枢神经系统开始出现不可逆性变化

E. 氧离曲线特性，在此时 SaO_2 显著下降，组织将严重缺氧

3. 通气功能障碍时，血气变化的特点为

A. PaO_2 下降

B. PaO_2 下降，$PaCO_2$ 下降

C. PaO_2 下降，$PaCO_2$ 升高

D. PaO_2 正常，$PaCO_2$ 升高

E. PaO_2 下降，$PaCO_2$ 正常

4. 一般情况下，换气功能障碍主要导致血中

A. PaO_2 升高，$PaCO_2$ 升高

B. PaO_2 不变，$PaCO_2$ 升高

C. PaO_2 不变，$PaCO_2$ 升高

D. PaO_2 下降，$PaCO_2$ 升高

E. PaO_2 下降，$PaCO_2$ 不变

5. 以 $PaCO_2 > 50mmHg$ 作为呼吸衰竭诊断标准可能因

A. 此时 pH 将低于正常水平，出现酸血症

B. CO_2 解离曲线特性，此时 CO_2 含量陡增

C. 临床统计经验

D. 此时 CO_2 对中枢神经系统抑制作用明显

E. 正常人 $PaCO_2$ 最高可达 50mmHg

6. 反映肺换气功能的最好指标是

A. PaO_2 和 P_AO_2 的差值　　B. PaO_2

C. P_AO_2　　D. $PaCO_2$

E. $PaCO_2$ 和 P_ACO_2 的差值

7. 反映肺通气功能的最好指标是

A. 潮气量　　B. PaO_2

C. P_AO_2　　D. $PaCO_2$

E. $PaCO_2$ 和 P_ACO_2 的差值

8. 下列疾病患者表现为呼气性呼吸困难的有

A. 白喉　　B. 支气管异物

C. 声带麻痹　　D. 气胸

E. 肺纤维化

9. 下列哪一项与"功能性分流"不符

A. 又称静脉血掺杂

B. 是部分肺泡通气明显降低而血流未相应减少所致

C. 正常人也有功能性分流

D. 肺血管收缩时也可引起功能性分流

E. 功能性分流时部分的静脉血不能充分动脉化而导致 PaO_2 降低、$PaCO_2$ 升高

10. 下列哪一项与"死腔样通气"不符

A. 明显增多时可引起呼吸衰竭

B. 是部分肺泡血流不足而通气未相应减少所致

C. 可见于肺内弥散性血管内凝血

D. 正常人体不存在"死腔样通气"

E. 当部分肺泡发生死腔样通气时,其余肺泡的血流多而通气少,可能导致 PaO_2 降低

11. 阻塞性肺气肿患者呼吸衰竭氧疗时应

A. 将病人送入高压氧舱

B. 先吸 30% 左右的氧

C. 吸入纯氧

D. 吸入 95% 氧加 5%CO_2

E. 呼气末正压给 60% 的氧

12. 吸入纯氧 15~20min 后 PaO_2 可达 550mmHg,如达不到 350mmHg,肺内可能发生了

A. 真性分流增加　　B. 气体弥散障碍

C. 功能分流增加　　D. 气道阻塞

E. 肺泡死腔样通气增加

13. 下列哪种情况引起的呼吸衰竭,氧疗无效

A. 通气障碍　　B. 弥散障碍

C. 功能性分流　　D. 肺动静脉瘘

E. 死腔样通气

14. 可引起限制性通气功能障碍的是

A. 肺叶切除　　B. 纵隔肿瘤

C. 胸腔大量积液　　D. 气管异物

E. 肺梗死

15. 造成阻塞性通气不足的原因是

A. 气道阻力增加　　B. 胸廓顺应性降低

C. 肺顺应性降低　　D. 呼吸肌活动障碍

E. 肺水肿

16. 缺氧和二氧化碳潴留对中枢神经系统可产生的影响,不包括

A. 导致脑间质水肿　　B. 出现神志不清、昏迷

C. 导致脑组织碱中毒　　D. 导致脑细胞水肿

E. 颅内压升高

17. Ⅱ型呼衰患者最常见的酸碱平衡紊乱是

A. 代谢性碱中毒　　B. 呼吸性酸中毒

C. 呼吸性碱中毒

D. 呼吸性酸中毒合并呼吸性碱中毒

E. 以上都是

18. 肺泡 V/Q 比例 > 0.8 见于

A. 支气管痉挛　　B. 肺水肿

C. 肺纤维化　　D. 肺栓塞

E. 肺气肿

19. 慢性阻塞性肺疾病患者在用力呼吸时,呼气困难加重是由于

A. 用力呼吸导致呼吸肌疲劳

B. 胸内压增高　　C. 肺泡扩张压迫小气道

D. 小气道阻力增加　　E. 等压点上移

20. 功能性分流是指

A. 部分肺泡通气不足

B. 部分肺泡血流不足

C. 部分肺泡血流不足而通气正常

D. 部分肺泡通气不足而血流正常

E. 肺内动-静脉吻合支开放

21. 外周气道阻塞是指气道内径小于多少的细支气管阻塞

A. < 0.5mm　　B. < 1.0mm

C. < 1.5mm　　D. < 2.0mm

E. < 2.5mm

22. 真性分流是指

A. 部分肺泡通气不足　　B. 部分肺泡血流不足

C. 部分肺泡完全不通气但仍有血流

D. 部分肺泡完全无血流但仍有通气

E. 肺泡通气和血流都不足

23. 对有通气障碍致使二氧化碳潴留的病人,开始给氧时可

A. 持续给高浓度氧　　B. 间断性给高浓度

C. 给纯氧

D. 低浓度低流量持续给氧

E. 低浓度高流量给氧

24. 下列哪种情况可导致肺循环短路（右 → 左短路）的发生

A. 一侧肺叶切除　　　　B. 某肺区肺栓塞

C. 肺肿瘤　　　　　　　D. 某肺区肺泡萎陷

E. 广泛肺气肿

25. 呼吸衰竭导致功能性肾功能衰竭的最主要机制是

A. 心力衰竭　　　　　　B. 休克

C. DIC　　　　　　　　D. 肾血管收缩

E. 肝功能衰竭

【A2 型题】

26. 男，63 岁，肺源性心脏病急性加重期患者。血气分析：pH 7.25，$PaCO_2$ 70mmHg，HCO_3^- 30mmol/L。对其酸碱平衡紊乱的治疗措施应为

A. 给予激素　　　　　　B. 静脉滴注盐酸精氨酸

C. 静脉滴注 5% 碳酸氢钠　D. 补充氯化钾

E. 改善通气功能

27. 患者，男，18 岁，突然出现喘憋、烦躁不安、大汗，不能平卧，既往曾有喘息发作 2 次。查体：两肺布满哮鸣音，考虑为支气管哮喘。患者自述呼气比吸气更为困难，其呼气性呼吸困难的原因是

A. 吸气时肺弹性阻力减小，呼气时肺弹性阻力增大

B. 吸气是主动的，呼气是被动的

C. 吸气时胸廓弹性阻力减小，呼气时胸廓弹性阻力增大

D. 吸气时气道阻力减小，呼气时气道阻力增大

E. 吸气时胸内负压减小，呼气时胸内负压增大

28. 患者，男，40 岁，因呼吸困难入院，血气分析显示：PaO_2 50mmHg，$PaCO_2$ 56mmHg，并且怀疑患者存在真性分流。下列治疗手段中，哪一种可能疗效最好

A. 使用正压呼吸机，促进肺通气

B. 吸入纯氧

C. 鼻管吸氧，流量控制在 1 ~ 3L/min

D. 用咳嗽或吸引的方式清除气道分泌物

E. 使用药物尼可刹米

29. 患者，男，73 岁，有高血压、冠状动脉疾病和糖尿病等基础疾病。因咳嗽、气短就诊。主诉：劳力性呼吸困难已有 3 ~ 4 日，近日无体力活动亦出现呼吸困难，有发热，寒战、浓痰，无传染病接触史。体格检查：血压 124/87 mmHg，心率95 次/分，呼吸 26 次/分，体温 38.5℃，吸入空气的血氧饱和度为 88%，呼吸辅助肌不运动，右下肺可闻及湿啰音。胸片检查：肺右下叶有浸润。医生建议：入院抗生素治疗并进一步观察。请问下列哪一项是导致该病人低氧血症的原因

A. 吸入气氧含量低　　　B. 肺泡通气量降低

C. 肺通气/血流比失调　　D. 肺气体弥散障碍

E. 静脉血氧含量降低

30. 患者，男，64 岁，有中度慢性阻塞性肺疾病史。因呼吸困难 5 日就诊。主诉：无发热，寒战、浓痰等症状，周围有相似症状者。体格检查：双肺呼吸音增粗，吸入空气下血氧饱和度为 88%。胸片检查：正常。实验室检查：白细胞计数 $12.5×10^9$/L；动脉血气分析显示：pH 7.35，动脉血氧分压 55mmHg，二氧化碳分压 60mmHg。医生建议：入院治疗。请问下列哪一项是病人入院后应优先考虑采取的措施

A. 机械通气

B. 无损伤正压呼吸机辅助呼吸

C. 鼻管吸氧　　　　　　D. 持续氧饱和度监测

E. 使用药物尼可刹米

31. 患者，女，82 岁，因进行性意识模糊多日就诊。家人主诉：患者精神萎靡，唤醒困难，有乳腺癌Ⅳ期病史，广泛骨转移，需要使用长效和短效止疼药控制疼痛，近期使用吗啡剂量有所增加。体格检查：血压 98/62 mmHg，心率 63 次/分，呼吸 8 次/分，体温 36.8℃，吸入空气下血氧饱和度为 95%。血气分析显示患者存在急性呼吸性酸中毒。由于病人精神状态不稳定，无法自主控制呼吸，病人被送入 ICU 并行机械通气。导致病人产生上述问题的是下列哪个原因

A. 止痛药的副作用　　　B. 急性呼吸窘迫综合征

C. 肺栓塞　　　　　　　D. 肺水肿

E. 癌转移

32. 患者，女，38 岁，有重度哮喘史。因呼吸困难 2 日就诊。主诉使用沙丁胺醇吸入剂，症状无缓解，感无力，易疲劳。体格检查：呼吸 18 次/分，吸入空气下血氧饱和度为 86%，呼气时肺部有少量哮鸣音。动脉血气分析显示：pH 7.2；动脉血氧分压 59mmHg；二氧化碳分压 63mmHg。依据病人现有的状态及血气分析，可判断病人处于下列哪种情况

A. 急性低氧血症型呼吸衰竭

B. 急性高碳酸血症型呼吸衰竭

C. 慢性高碳酸血症型呼吸衰竭

D. 低氧血症合并高碳酸血症型呼吸衰竭

E. 没有发生呼吸衰竭

33. 患者，女，29 岁，因呼吸困难就诊。近期有日本旅居史，无近期用药史。体格检查：血压 105/70mmHg，心率 82 次/分，呼吸 18 次/分，体温 37℃，心、肺听诊正常。胸片检查无异常。若要进一步进行螺旋 CT 胸部扫描，可能先需要测量病人的肺泡气-动脉血氧分压差值（A-aDO$_2$）。那么对于该病人来说，A-aDO$_2$ 正常值是多少

A. ＜ 5mmHg   B. 5 ～ 10mmHg

C. 10 ～ 15mmHg   D. 15 ～ 20mmHg

E. ＞ 20mmHg

34. 患者女性，68 岁，反复咳嗽喘息 20 年，加重 1 周入院。查体：神清，口唇发绀，颈静脉怒张，双肺散在中小水泡音。心率 120 次/分，律齐。肝肋下 3cm，双下肢凹陷性水肿。外周血白细胞计数 12×10^9/L，胸片示双肺纹理重。患者的医疗诊断是

A. 呼吸衰竭   B. 右心衰竭

C. 肺源性心脏病   D. 慢性阻塞性肺疾病

E. 慢性支气管炎急性发作

35. 患者男性，70 岁，肺心病，下肢水肿，哮喘严重并呈端坐呼吸，护理人员观察此患者时应注意，为警惕患者肺性脑病的发生，还应注意观察

A. 体温   B. 饮食状况

C. 姿势和步态   D. 意识状态

E. 皮肤、黏膜

36. 患者男性，63 岁，因呼吸衰竭入院，应用辅助呼吸和呼吸兴奋剂过程中，出现恶心、呕吐、烦躁、面颊潮红、肌肉颤动等现象。考虑为

A. 肺性脑病先兆   B. 呼吸兴奋剂过量

C. 痰液堵塞   D. 通气量不足

E. 呼吸性碱中毒

37. 患者女性，28 岁，因外出春游去植物园，出现咳嗽、咳痰伴喘息 1 天入院。体检：体温 36.5℃，脉搏 90 次/分，呼吸 28 次/分，血压 110/80mmHg，喘息貌，口唇发绀，在肺部可闻及广泛哮鸣音，该患者发病最可能的诱因是

A. 花粉   B. 尘螨

C. 动物毛屑   D. 病毒感染

E. 精神因素

38. 患者女性，70 岁，诊断为慢性阻塞性肺疾病，最合适的饮食是下列哪项

A. 低盐低脂饮食   B. 清淡易消化饮食

C. 低盐饮食   D. 高热量、高蛋白饮食

E. 少渣半流

39. 患者男性，75 岁，咳嗽、咳痰、胸闷、气短 12 年，肺功能检查残气量增加，残气量占肺总量比值 40%，最可能的诊断是

A. 支气管哮喘   B. 自发性气胸

C. 肺结核   D. 肺心病

E. 阻塞性肺气肿

40. 患者男性，68 岁，诊断肺炎入院，经 2 日抗感染及对症治疗，病情未见好转。平素体弱，为防止病情恶化，应特别注意观察

A. 血压变化   B. 体温变化

C. 肺部体征变化   D. 血白细胞变化

E. 呼吸系统症状变化

41. 患者男性，72 岁，慢性阻塞性肺疾病病史 20 余年。今日傍晚进餐时有饭粒呛入气管引起剧烈咳嗽，突发呼吸困难，右胸刺痛，逐渐加重。最可能是发生了

A. 自发性气胸   B. 心肌梗死

C. 胸腔积液   D. 支气管阻塞

E. 肺栓塞

42. 患者男性，53 岁，慢性咳嗽、咳痰病史 20 余年，近 3 日来咳嗽咳痰加重，伴呼吸困难、发绀、发热、表情淡漠、嗜睡。血气分析 PaO$_2$ 45mmHg、PaCO$_2$ 70mmHg。最确切的诊断是

A. 心力衰竭   B. 呼吸衰竭

C. 肺性脑病   D. 代谢性酸中毒

E. DIC

43. 患者女性，24 岁，因低热、咳嗽、咯血 2 周，门诊以"支气管扩张症"收住院。今晨在病房突然剧烈咳嗽、咯血 110ml，随即烦躁不安，极度呼吸困难，唇指发绀，大汗淋漓，双手乱抓，双眼上翻。最关键的抢救措施是

A. 立即输血、输液   B. 胸腔穿刺抽气

C. 立即人工呼吸

D. 立即清除血块，保持呼吸道通畅

E. 立即吸氧，注射呼吸兴奋剂

44. 患者，男性，35 岁，由救护车送至急诊。体格检查：口唇发绀，血压 100/80 mmHg，心率 75 次/分，动脉血气：pH 7.12；动脉血氧分压（PaO$_2$）45 mmHg；二氧化碳分压（PCO$_2$）75 mmHg。以下最有可能的诊断是

A. 代谢性酸中毒   B. 低氧血症型呼吸衰竭

C. 高碳酸血症型呼吸衰竭

D. 呼吸性酸中毒合并代谢性酸中毒

E. 低氧血症合并高碳酸血症型呼吸衰竭

45. 患者男性，68 岁，被人搀扶着步入医院，接诊护士看见其面色苍白，口唇呈黑紫色，呼吸困难，询问病史得知其有慢性阻塞性肺疾病病史。需立即对其进行的处理时

A. 为患者挂号

B. 不做处理，等待医生到来

C. 鼻塞法吸氧　　　　D. 电击除颤

E. 人工呼吸

【B 型题】

A. 肺泡气氧分压与动脉血氧分压差（$P_{A-a}O_2$）增加

B. $PaCO_2$ 增加　　　　C. 两者均可

D. 两者均无

46. 换气功能障碍时多见

47. 肺泡总通气量降低时（单纯性肺低通气）

48. 高原吸入气 PO_2 低（病人无肺水肿）时

49. 慢性阻塞性肺疾患时

A. PaO_2 下降，$PaCO_2$ 明显下降

B. PaO_2 上升，$PaCO_2$ 变化不大

C. PaO_2 上升，$PaCO_2$ 也明显上升

D. PaO_2 下降，$PaCO_2$ 升高，二者不呈一定比例关系

E. PaO_2 下降，$PaCO_2$ 升高，二者呈一定比例关系

50. 慢性阻塞性肺疾患

51. Ⅱ型呼衰用高压氧治疗后可出现

52. 吗啡服用过量

53. 肺广泛纤维化

（二）多项选择题

1. ARDS 时肺泡通气与血流比例失调以及换气功能障碍是因为

A. 肺部病变不是均匀的而是散在的

B. 部分肺泡顺应性降低引起肺不张造成肺内真性分流增加

C. 部分气道因水肿液阻塞或气道收缩使气道阻塞造成肺内功能性分流增加

D. 微血栓阻塞血管和活性物质使血管收缩，造成肺内死腔样通气增加

E. 呼吸肌疲劳

2. 呼吸衰竭发病的基本机制是

A. 肺通气功能严重障碍

B. 肺泡通气与血流比例失调

C. 弥散障碍　　　　D. 吸入气 PaO_2 过低

E. 肺内真性分流增加

3. 部分肺泡通气与血流比例失调常引起 PaO_2 下降而 $PaCO_2$ 不增加是因为

A. 此时体内 CO_2 生成减少

B. 部分肺泡 V/Q < 0.8 时另一部分肺泡可代偿性通气增加而 V/Q > 0.8

C. 因氧解离曲线特点，通气增加的部分肺泡虽然可增高氧分压，但是血液氧饱和度和氧含量不能明显增加

D. 因 CO_2 解离曲线特点，通气增加的部分肺泡可增加 CO_2 排出量，从而起到代偿作用

E. $PvCO_2$ 与 $PaCO_2$ 差小

4. 呼吸衰竭时各种代偿性功能变化和功能障碍发生的最基本原因是

A. 中枢神经系统对缺氧敏感

B. 低氧血症　　　　C. 电解质酸碱平衡紊乱

D. 高碳酸血症　　　　E. 右心衰竭

5. 肺部疾病并发右心衰竭的主要机制为

A. 肺动脉高压　　　　B. 低氧致心脏供血受损

C. 心肌受损

D. CO_2 潴留致外周血管扩张，低血压

E. 缺氧、酸中毒致肺动脉收缩

6. 肺纤维化患者血气分析不可能出现以下变化

A. PaO_2 正常，$PaCO_2$ 正常

B. PaO_2 降低，$PaCO_2$ 降低

C. PaO_2 降低，$PaCO_2$ 升高

D. PaO_2 正常，$PaCO_2$ 升高

E. PaO_2 降低，$PaCO_2$ 正常

7. 患者 PaO_2 50mmHg，$PaCO_2$ 90mmHg，快速吸入高浓度氧后可能出现

A. PaO_2 > 60mmHg　　　　B. 肺性脑病加重

C. 血中氧合血红蛋白增加

D. 高碳酸血症加重　　　　E. 氧离曲线左移

8. 呼吸衰竭产生"二氧化碳麻醉"作用的机制是

A. 脑血流量增加

B. 脑毛细血管通透性增高

C. 脑细胞内渗透压增高

D. 颅内压降低　　　　E. 氧分压增高

9. 肺癌压迫中央气道胸内段时产生呼气性呼吸困难的机制是

A. 呼气时胸内压增高

B. 吸气时胸内压降低，气道内压大于胸内压

C. 呼气时气流流经病灶部位引起气道内压降低

D. 呼气时胸内压大于气道内压

E. 呼气时胸内压小于气道内压

10. 休克肺引起的急性呼吸衰竭产生低氧血症主要是由于

A. 气道阻塞　　　　B. 弥散障碍

C. 肺部炎症实变　　D. 肺泡 V/Q 比例失调

E. 气道狭窄

11. 弥散障碍的常见原因有

A. 肺不张　　　　　B. 肺叶切除

C. 肺水肿　　　　　D. 肺梗死

E. 肺纤维化

（三）判断题

1. 限制性通气不足是指吸气时肺泡的扩张受限引起的肺泡通气不足。（　　）

2. 阻塞性通气不足是指气道狭窄或阻塞所致的通气障碍。（　　）

3. 患部肺泡血流少而通气多，肺泡通气不能充分被利用，称为死腔样通气，通气/血流比可显著大于正常。（　　）

4. 正常人的肺循环中也存在真性分流，占心输出量的 30% 左右。（　　）

5. 当气道阻塞部位在中央气道的胸外段时，患者出现吸气性呼吸困难。（　　）

6. 肺泡表面活性物质增加时，肺泡顺应性增加。（　　）

7. 肺泡弹性阻力增加，肺泡通气量也增加。（　　）

8. 等压点上移，引起的是呼气性呼吸困难。（　　）

9. 出现功能性分流时，V/Q 大于 0.8。（　　）

10. 死腔样通气时，V/Q 小于 0.8。（　　）

11. 解剖分流的呼吸衰竭病人吸纯氧无效。（　　）

12. 当气道阻塞部位在中央气道的胸内段时，患者出现吸气性呼吸困难。（　　）

13. 呼吸衰竭是由于机体外呼吸功能障碍引起，因此治疗的关键是提高吸入气氧分压。（　　）

14. 急性呼吸窘迫综合征时形成肺水肿的主要机制是肺泡-毛细血管膜损伤而通透性升高。（　　）

15. 等压点下移是呼气性呼吸困难的主要原因。（　　）

（四）问答题

1. 为什么弥散障碍只有 PaO_2 降低而无 $PaCO_2$ 升高？

2. 呼吸衰竭患者常见哪型酸碱平衡紊乱？其发生机制如何？

3. 某特发性肺间质纤维化患者，男，33 岁，因气短入院。体检：体温 36.5℃，心率 104 次/分，呼吸 60 次/分。呼吸急促，发绀，两肺底有细湿啰音。肺活量 1000ml。血气分析：$PaO_2$58mmHg，$PaCO_2$32.5mmHg，pH 7.49。

问：（1）该病人发生了哪型呼吸衰竭，机制如何？

（2）病人为什么发生呼吸困难？

（3）该病人发生了哪种类型的酸碱平衡紊乱。

四、参考答案及解析

（一）单项选择题

【A1 型题】

1. [答案] D

[题解] 呼吸衰竭患者必定有 PaO_2 降低，伴有或不伴有 $PaCO_2$ 增高。

2. [答案] E

[题解] 当氧分压在 60 ～ 100mmHg 时，氧离曲线较为平坦。例如，在海拔 3500 米的空气中，虽然氧浓度依然为 21%，但是大气压下降到 500mmHg，肺泡气中的氧分压约为 56mmHg，SaO_2 仍有 88%，虽然大气氧分压下降明显，但此时不会发生缺氧。而当血氧分压在 10 ～ 50mmHg 时，氧解离曲线陡直，SaO_2 会大幅度下降，血红蛋白氧和不充分，组织将会严重缺氧。

3. [答案] C

[题解] 肺通气功能障碍会使肺泡气氧分压下降和肺泡气二氧化碳分压升高，因而流经肺泡毛细血管的血液不能被充分动脉化，导致 PaO_2 降低和 $PaCO_2$ 升高。

4. [答案] E

[题解] 由于二氧化碳的弥散速度比氧气更快，故一般肺换气功能障碍主要影响氧气的弥散，不会使 $PaCO_2$ 增高；只有非常严重的肺换气功能障碍才会累及 CO_2 的弥散；而如果存在代偿性通气过度，则也可使 $PaCO_2$ 低于正常。

5. [答案] A

[题解] 血中 CO_2 通过呼吸膜弥散速度快，$PaCO_2$ 相当于 P_ACO_2，因此测定 $PaCO_2$ 可了解肺泡通气情况。如 $PaCO_2$ 高于正常值，表示肺泡通气不足，CO_2 潴留，引起呼吸性酸中毒。正常 $PaCO_2$ 的范围是 33 ～ 46mmHg，平均为 40mmHg。根据 pH=6.1+lg{[HCO_3^-]/(0.03×$PaCO_2$)}，如果机体不发生代偿，[HCO_3^-] 保持正常值为 24mmol/L，若 $PaCO_2$ > 50mmHg，机体 pH < 7.3 将出现酸中毒。实际上机体将出现代偿，[HCO_3^-] 将升高，pH 可

能仍然保持在正常范围，但代偿期的呼吸性酸中毒仍然存在。只有 $PaCO_2 > 80mmHg$ 时会出现呼吸抑制，即 CO_2 麻醉。

6. ［答案］A

［题解］肺泡与肺泡毛细血管血液之间的气体交换是一个物理弥散过程，气体弥散速度及弥散量取决于肺泡膜两侧的气体分压差，气体的分子量和溶解度、肺泡膜的面积和厚度，以及血液与肺泡接触时间。因此 PaO_2 与 P_AO_2 之差，最能反映肺的换气功能。

7. ［答案］D

［题解］肺通气是指肺泡与外界气体进行交换的过程。无论是限制性通气不足，或是阻塞性通气不足，均可导致肺泡通气量不足，影响氧气，特别是二氧化碳的气体交换，产生呼吸衰竭。$PaCO_2$ 是反映总肺泡通气量的最佳指标。

8. ［答案］B

［题解］中央性气道阻塞包括：胸外段气道阻塞（主要表现为吸气困难）和胸内段气道阻塞（主要表现为呼气困难）。白喉、声带麻痹都可能引起中央气道胸外段阻塞。而支气管异物属于中央气道胸内段阻塞，吸气时气道内压大于胸内压，气道扩张，阻塞减轻；呼气时，气道内压小于胸内压，气道受压，阻塞加重，表现为呼气性呼吸困难。气胸、肺纤维化则属于限制性通气障碍，出现浅而快的呼吸。

9. ［答案］D

［题解］如支气管哮喘，慢性支气管炎等，病变重的部位肺泡通气量明显减少，而血流未相应减少，甚至还可因炎症充血使血流增多，使 V_A/Q 降低，引起功能性分流。而肺血管收缩时，部分肺泡血流不足，使 V_A/Q 升高，引起的是死腔样通气。

10. ［答案］D

［题解］正常人生理性死腔约为潮气量的 30%，疾病时功能性死腔可显著增多，死腔量/潮气量可高达 60% ～ 70%，从而导致呼吸衰竭。

11. ［答案］B

［题解］II 型呼吸衰竭患者吸氧浓度不宜超过 30%，并控制吸氧流速，使 PaO_2 上升到 50 ～ 60mmHg 即可，避免缺氧完全纠正后，由高碳酸血症引起呼吸抑制，进而加重高碳酸血症而使病情更加恶化。

12. ［答案］A

［题解］支气管扩张症可伴有支气管血管扩张和肺

内动-静脉短路开放，使解剖分流量增加，解剖分流的血液完全未经气体交换过程，直接由肺动脉进入肺静脉，故又称为真性分流。真性分流吸氧治疗无效。

13. ［答案］D

［题解］肺动静脉瘘时，肺内动-静脉短路开放，肺动脉内的静脉血不能通过肺泡进行气体交换，因此吸氧也无效。

14. ［答案］C

［题解］限制性通气功能障碍是由于肺扩张受限所导致的肺通气不足。胸腔大量积液时会压迫肺脏，导致肺扩张受限，引起限制性通气功能障碍。

15. ［答案］A

［题解］阻塞性通气不足是指气道狭窄或阻塞所致的通气障碍，其原因主要包括气道异物、气道狭窄和气道阻力增加。

16. ［答案］C

［题解］缺氧时由于 ATP 缺乏，将影响 Na^+-K^+ 泵功能，从而导致脑细胞水肿，出现神志不清和昏迷。缺氧和酸中毒会损伤血管内皮并使血管通透性增高，导致脑间质水肿，颅内压升高。因此，缺氧和二氧化碳潴留主要导致高碳酸血症和酸中毒，一般不会引起碱中毒。

17. ［答案］B

［题解］II 型呼衰患者既有缺氧又伴有二氧化碳潴留，可导致代谢性酸中毒及呼吸性酸中毒。

18. ［答案］D

［题解］在肺通气基本不受影响的情况下，只有肺血流量减少才会导致 V/Q 比例 > 0.8。肺栓塞会明显降低肺血流量；其他选项都则是降低肺通气量。

19. ［答案］E

［题解］COPD 患者在用力呼气的时，气体通过阻塞部位形成的压差较大，使阻塞部位以后的气道内压低于正常，以致等压点从有软骨支撑的大气道上移至无软骨支撑的小气道，在用力呼气时小气道外的压力大于小气道内的压力，使气道阻塞加重，甚至使小气道闭合，加重呼气性呼吸困难。

20. ［答案］D

［题解］功能性分流是指部分肺泡通气不足而血流正常，使得流经肺泡的静脉血不能进行充分的气体交换，从而导致静脉血掺杂入动脉血内，这种情况与动-静脉短路开放类似，故称功能性分流。

21. ［答案］D

［题解］外周气道阻塞是指内径＜ 2.0mm 的细支

气管阻塞。

22.［答案］C

［题解］生理情况下，真性分流通常指静脉血在肺部不经过气体交换，直接从动-静脉交通支掺杂入动脉血中的过程。但是在病理条件下，例如完全性肺不张、肺实变等情况，病变肺泡完全失去通气功能，但仍有血流，流经这部分肺泡的静脉血无法进行气体交换，也可以将这种情况看作是真性分流。

23.［答案］D

［题解］有通气障碍致使二氧化碳潴留的病人属于Ⅱ型呼衰。患者吸氧浓度不宜超过30%，并控制吸氧流速，避免缺氧完全纠正后，由高碳酸血症引起呼吸抑制，进而加重二氧化碳潴留而使病情更加恶化。

24.［答案］D

［题解］肺循环短路（右→左短路）是指静脉血从右心不经过肺部气体交换直接进入左心的过程。某肺区肺泡萎陷、实变等将会降低肺泡通气功能，引起真性分流，导致肺循环短路（右→左短路）。

25.［答案］D

［题解］呼吸衰竭导致功能性肾功能衰竭的最主要机制是由于缺氧和高碳酸血症反射性地通过交感神经使肾血管收缩，肾血流量严重减少所致。

【A2 型题】

26.［答案］E

［题解］该患者存在非常明显的二氧化碳潴留，因此需要通过改善肺通气来降低 $PaCO_2$，从而缓解高碳酸血症。

27.［答案］D

［题解］支气管哮喘患者主要是由于呼气时气道狭窄，导致呼气困难。可在患者呼气时听到肺部哮鸣音，表明吸气时气道阻力减小，呼气时气道阻力增大。

28.［答案］A

［题解］由血气分析显示，患者存在二氧化碳潴留，用正压呼吸机促进肺通气，可以控制血液中二氧化碳的含量，并提高血氧含量。如患者存在真性分流，则氧疗效果不好。尼可刹米是呼吸中枢兴奋剂，一般用于急性和严重的呼吸衰竭；对于慢性呼吸衰竭，尼可刹米虽然可以增强呼吸，但同时也增加了呼吸肌的耗氧量，容易产生呼吸肌疲劳。

29.［答案］C

［题解］肺通气/血流比例失调是急性呼吸衰竭导致低氧血症最常见的原因。该患者存在呼吸困难、发热、寒战、浓痰等，胸片检查肺右下叶有浸润，怀疑存在肺部感染，从而引起肺通气/血流比例失调，导致低氧血症。

30.［答案］C

［题解］该患者除了出现低氧血症，还存在高碳酸血症，属于Ⅱ型呼衰。急性Ⅱ型呼吸衰竭，肾代偿不充分，神经系统易受 PCO_2 影响；慢性Ⅱ型呼吸衰竭，肾代偿较充分，对高 PCO_2 有一定耐受，因此要重点监测病人的 PCO_2 及其上升变化的速率。该病人在 PCO_2 高的情况下，pH 仍正常，说明肾能有效代偿。胸片正常提示无明显的肺部病变，考虑不存在严重的真性分流，氧疗可行。鼻管吸氧可以让患者正常进食，是优选。但如果病人出现肺通气迅速降低和 PCO_2 急速上升，应立即使用呼吸机，甚至机械通气，增强肺通气。

31.［答案］A

［题解］血气分析显示病人有急性呼吸性酸中毒，说明病人有二氧化碳潴留的问题。二氧化碳潴留的原因有三个：肺通气不足，死腔样通气增加，以及二氧化碳生成增多。而对于该患者由于呼吸次数明显减少，提示其二氧化碳潴留是止疼药的副作用导致呼吸中枢受抑制，肺通气下降引起的。

32.［答案］D

［题解］$PaO_2 < 60mmHg$ 出现低氧血症，$PCO_2 > 50mmHg$ 出现高碳酸血症，导致该病人出现这两项变化的原因是肺通气功能障碍，即哮喘。因此可以判断其有低氧血症合并高碳酸血症型呼吸衰竭。

33.［答案］B

［题解］肺泡气-动脉血氧分压差值（$A\text{-}aDO_2$）就是肺泡气氧分压与动脉血氧分压之间的差值。它能一定程度上反映氧气从肺泡弥散至血液的过程是否正常。理想情况下，肺泡中的氧气应该可以充分弥散至动脉血中，因此肺泡气氧分压与动脉血氧分压之间应该相等，达到平衡，即 $A\text{-}aDO_2=0mmHg$。但是实际上，该数值受年龄因素影响较大。年龄越大，肺弥散功能越差，$A\text{-}aDO_2$ 将逐渐增大。较为通行的公式为：$A\text{-}aDO_2=(\text{年龄}+10)/4$；因此该患者 $A\text{-}aDO_2$ 正常情况下，应低于 $10mmHg$。在没有其他检查异常时，测算 $A\text{-}aDO_2$ 可能会提供进行进一步检查的依据。

34.［答案］C

［题解］病人咳嗽、喘息20年，考虑慢性肺部疾

患；患者出现颈静脉怒张、双肺散在中小水泡音、肝肋下3cm、双下肢水肿等临床表现，表明存在心功能障碍；而外周血白细胞偏高，考虑有炎症、感染，感染本身是诱发心脏疾病的重要原因。因此，考虑肺源性心脏病。

35. [答案] D

[题解] 哮喘并发肺心病，通常会出现Ⅱ型呼吸衰竭。如果并发高碳酸血症，将影响患者中枢神经系统的兴奋性，因此对患者的意识状态应格外注意，若出现意识不清、嗜睡、昏迷等情况，应予以及时救治。

36. [答案] E

[题解] 辅助呼吸和使用呼吸兴奋剂，会增强患者的肺通气功能，对于缓解呼吸衰竭所带来的症状非常有效。但是过度的肺通气将会使过多的二氧化碳排出体外，造成机体呼吸性碱中毒，患者会表现为精神兴奋和躁动。

37. [答案] A

[题解] 春季是过敏反应的高发季节，严重的过敏反应会导致呼吸道严重收缩，肺通气功能下降，呼吸困难。花粉、尘螨、毛屑都是常见的过敏原，考虑患者之前去的是植物园，所以花粉过敏的可能性较大。但也不能排除其他因素，因此需要对病人的病史进行更详细地了解，之前是否有过类似的过敏症。

38. [答案] D

[题解] COPD是因为外周气道阻塞导致的呼气困难。COPD病人呼吸运动做功要比正常人多，耗能更大，需要充分的营养支持。因此，高蛋白、高热量食物比较适合COPD患者。

39. [答案] E

[题解] 残气量是衡量肺通气功能的重要指标，残气量越高，代表肺通气功能越差。残气量正常占肺总容量的30%左右，患者该比值已经达到40%，说明有更多的气体存留在肺泡内，无法排出，因此判断其可能发生了阻塞性肺气肿。

40. [答案] E

[题解] 肺部感染非常容易导致呼吸衰竭。在感染源无法确定、治疗效果不佳的情况下，保证肺功能正常是为治疗赢得时间的关键。因此，要格外关注患者呼吸系统的症状变化，例如呼吸困难、呼吸频率和幅度、排痰、呼吸体位等。其他如心率、血压、口唇颜色等也要予以关注。

41. [答案] D

[题解] 气道异物导致气道阻塞是产生呼吸困难的常见原因。异物堵塞气道会产生剧烈的咳嗽和呼吸困难等症状。

42. [答案] C

[题解] 根据第三次全国肺心病专业会议修订的肺性脑病诊断标准：①患者的血气分析，判断病人患有Ⅱ型呼吸衰竭；②患者出现表情淡漠、嗜睡等神经精神症状；③血气分析达到 $PaO_2 < 45mmHg$、$PaCO_2 > 70mmHg$ 的标准，并排出其他因素引起的神经、精神症状，可以诊断该患者是肺性脑病。

43. [答案] D

[题解] 患者产生上述急症的主要原因是气道堵塞，因此清理血块、保持气道畅通是最关键的抢救措施。

44. [答案] E

[题解] 根据患者的血气分析，病人有低氧血症、高碳酸血症，提示Ⅱ型呼吸衰竭。

45. [答案] C

[题解] COPD容易引发Ⅱ型呼吸系衰竭，但其对高碳酸血症的肾代偿较为充分，对二氧化碳潴留有一定耐受能力，因此应首先使用鼻管吸氧，然后完善相关检查再做进一步处理。其间应该重点关注患者 $PaCO_2$ 的变化，如果出现上升过快，应该立即提高患者肺通气功能。

【B型题】

46. [答案] A

[题解] 正常情况下肺泡气氧分压与动脉血氧分压差（$P_{A-a}O_2$）应 < 10mmHg。当肺换气功能障碍时，肺泡内的氧气无法充分穿过气液交换面，导致 $P_{A-a}O_2$ 增加。

47. [答案] B

[题解] 单纯肺通气功能下降会直接影响 CO_2 的弥散，引起 $PaCO_2$ 上升。

48. [答案] D

[题解] 虽然吸入气氧分压低，但肺功能正常，O_2 和 CO_2 均可以充分弥散。

49. [答案] C

[题解] COPD会同时出现气道阻塞和弥散障碍两种问题，同时影响 CO_2 和 O_2 的气体交换。

50. [答案] D

[题解] 气道狭窄所致的COPD是一个渐进的过程，一开始并不会导致严重的气道阻塞，因此所引起的二氧化碳潴留并不与氧分压的下降成比例关系。

51. [答案] C

[题解] Ⅱ型呼衰患者如果没有出现严重的通气与

血流比例失调，或者严重的弥散功能障碍，那么用高压氧治疗可以提高患者的 PaO_2，但是由于Ⅱ型呼衰存在二氧化碳潴留，高压氧治疗会导致呼吸抑制，引起 $PaCO_2$ 进一步升高。

52. ［答案］E

［题解］过量吗啡会引起呼吸中枢抑制，肺通气功能受限，二氧化碳分压进行升高与氧分压下降成一定比例关系，大约等于呼吸商。

53. ［答案］A

［题解］肺纤维化是成纤维细胞增殖填补损伤的肺泡上皮细胞，因此会增加气液界面的厚度，影响氧气弥散，但对 CO_2 弥散的影响较小；如果同时因缺氧引起代偿性过度呼吸，还可能会导致 $PaCO_2$ 下降。

（二）多项选择题

1. ［答案］ABCD

［题解］ARDS 的病理生理学机制包括：①肺换气障碍：a. 弥散障碍：肺泡-微血管膜通透性增高，引起肺水肿及透明膜形成；b. V_A/Q 比例失调：死腔样通气，由于肺内微血管血栓形成，及炎症介质引起肺血管收缩，使部分肺泡 $V_A/Q > 0.8$；功能性分流，由于肺不张，炎性分泌物，肺水肿液堵塞小气道，以及炎症介质引起支气管堵塞，使 V_A/Q 减小；c. 解剖分流，部分肺泡完全实变或严重肺不张，以及肺内动-静脉吻合支大量开放。②肺通气障碍：a. 限制性通气不足：肺间质与肺泡水肿，肺泡壁增厚，肺泡表面活性物质减少，肺泡上皮增生和纤维化；b. 阻塞性通气不足：炎性分泌物，水肿液阻塞小气道，以及小气道痉挛。

2. ［答案］ABCE

［题解］呼吸衰竭的发生机制包括肺通气功能障碍和肺换气障碍，后者包括气体弥散障碍、肺泡通气与血流比例失调，以及解剖分流增加。

3. ［答案］BCD

［题解］①病变肺区 V_A/Q 降低，流经此处静脉血不能充分动脉化，其氧分压与氧含量降低，CO_2 分压与含量增高。②由于缺氧，引起代偿性呼吸运动增强和肺总通气量增加，无通气障碍的肺泡 $V_A/Q > 0.8$，流经这部分肺泡的血液 PO_2 显著升高，但氧含量增加很少（氧离曲线特性决定）。而 CO_2 分压与含量降低（由二氧化碳解离曲线特性决定）。

4. ［答案］BD

［题解］呼吸衰竭时的低氧血症和高碳酸血症是代偿适应性反应和各系统器官功能代谢障碍变化的基础，机体的一系列病理生理变化均来自对低氧血症和高碳酸血症的反应。

5. ［答案］ACE

［题解］肺源性心脏病的机制包括：①缺氧和血液氢离子浓度过高，引起肺小动脉收缩，肺动脉压升高，右室后负荷增加；②无肌型肺微动脉肌化，肺血管平滑肌细胞和成纤维细胞肥大增生，使肺血管壁增厚、硬化，加重肺动脉高压；③缺氧时红细胞生成增多，血液黏度增高，循环阻力增高；④肺毛细血管床被破坏或栓塞；⑤缺氧和酸中毒导致心肌舒缩功能障碍；⑥呼吸困难时，用力呼吸，引起胸内压显著升高或降低，导致心脏舒缩功能障碍。

6. ［答案］AD

［题解］肺纤维化引起限制性通气不足及弥散障碍，引起 PaO_2 明显下降。CO_2 弥散能力强，可不受影响；病变严重时 $PaCO_2$ 升高；若因缺氧引起代偿性呼吸加深加快，$PaCO_2$ 可降低。

7. ［答案］ABCD

［题解］①患者 PaO_2 下降，$PaCO_2$ 显著升高，属Ⅱ型呼吸衰竭，吸氧后，PaO_2 升高，氧合血红蛋白增加；②患者吸氧浓度 $> 30\%$，PaO_2 迅速提高，使低氧时化学感受器的刺激减弱甚至消失，呼吸中枢抑制，肺通气量减少，CO_2 潴留加重，导致严重高碳酸血症和肺性脑病更严重。

8. ［答案］ABC

［题解］呼吸衰竭时缺氧和酸中毒使脑血管扩张，血流量增加，脑毛细血管通透性增高；缺氧使 ATP 产生降低，Na^+-K^+-ATPase 活性下降，Na^+ 在胞内聚集，使得胞内渗透压升高，细胞水肿，颅内压升高。

9. ［答案］ABCD

［题解］肺癌压迫中央气道胸内段主要表现为呼气困难，这是由于吸气时胸内压降低，气道内压大于胸内压，气道扩张，阻塞减轻；呼气时胸内压增高，气道内压小于胸内压，气道受压，阻塞加重，表现为呼气性呼吸困难。

10. ［答案］BD

［题解］休克导致的急性呼吸衰竭，主要原因是炎症反应破坏肺泡上皮细胞和微血栓的形成造成肺部微循环堵塞，肺血流下降，因此主要影响的是肺弥散障碍和 V/Q 比例失调。

11. ［答案］ABCE

［题解］弥散障碍的常见原因包括：肺泡膜面积减

少、肺泡膜厚度增加、弥散时间缩短。而肺梗死为通气/血流比例失调。

（三）判断题

1. ［答案］√
［题解］限制性通气不足是指吸气时肺泡的扩张受限所引起的肺泡通气不足。

2. ［答案］√
［题解］阻塞性通气不足是指气道狭窄或阻塞所致的通气障碍。

3. ［答案］√
［题解］肺动脉栓塞、DIC、肺动脉炎、肺血管收缩等，可使部分肺泡血流减少，患部肺泡血流量减少但通气未相应减少甚至增多，导致通气/血流比例显著大于正常，肺泡通气不能充分被利用，称为死腔样通气。

4. ［答案］×
［题解］正常人的肺循环中也存在真性分流，占心输出量的2%～3%。

5. ［答案］√
［题解］当气道阻塞部位在中央气道的胸外段时，患者出现吸气性呼吸困难。

6. ［答案］√
［题解］肺泡表面活性物质增加时，肺泡扩张的弹性阻力减小，肺泡顺应性增加。

7. ［答案］×
［题解］肺泡弹性阻力增加，可导致限制性通气不足，肺泡通气量减少。

8. ［答案］√
［题解］COPD患者在用力呼气的时，气体通过阻塞部位形成的压差较大，使阻塞部位以后的气道内压低于正常，以致等压点从有软骨支撑的大气道上移至无软骨支撑的小气道，在用力呼气时小气道外的压力大于小气道内的压力，使气道阻塞加重，甚至使小气道闭合，引起呼气性呼吸困难。

9. ［答案］×
［题解］当发生支气管哮喘，慢性支气管炎等时，病变重的部位肺泡通气量明显减少，而血流未相应减少，甚至还可因炎症充血使血流增多，使 V_A/Q 降低，引起功能性分流。

10. ［答案］×
［题解］肺动脉栓塞、DIC、肺动脉炎、肺血管收缩等，可使部分肺泡血流减少，患部肺泡血流量减少但通气未相应减少甚至增多，使 V_A/Q 升高，引起死腔样通气。

11. ［答案］√

［题解］解剖分流的血液完全未经气体交换过程，吸入纯氧对该患者无明显作用。

12. ［答案］×
［题解］中央气道胸内段阻塞，吸气时气道内压大于胸内压，气道扩张，阻塞减轻；呼气时，气道内压小于胸内压，气道受压，阻塞加重，表现为呼气性呼吸困难。

13. ［答案］×
［题解］呼吸衰竭是由于机体外呼吸功能障碍引起，因此治疗时应注意防治和去除原发病；根据呼吸衰竭的类型选择合理的氧疗方式；通过增加肺泡通气量以降低 $PaCO_2$；并注意改善内环境及保护重要器官的功能。

14. ［答案］√
［题解］急性呼吸窘迫综合征时肺泡-毛细血管膜的损伤及炎症介质的作用，使肺泡上皮和毛细血管通透性升高，引起渗透性肺水肿及肺透明膜形成，导致肺弥散功能障碍。

15. ［答案］×
［题解］COPD患者在用力呼气时，气体通过阻塞部位形成的压差较大，使阻塞部位以后的气道内压低于正常，以致等压点从有软骨支撑的大气道上移至无软骨支撑的小气道，在用力呼气时小气道外的压力大于小气道内的压力，使气道阻塞加重，甚至使小气道闭合，引起呼气性呼吸困难。

（四）问答题

1. ［答题要点］CO_2 在水中的溶解度比 O_2 大，故弥散速度比 O_2 快，能较快地弥散入肺泡使 PCO_2 和 P_ACO_2 取得平衡。只要病人肺泡通气量正常，就可保持 $PaCO_2$ 与 P_ACO_2 正常。

2. ［答题要点］①呼吸性酸中毒：Ⅱ型呼吸衰竭时存在 CO_2 潴留；②代谢性酸中毒：呼吸衰竭时的缺氧使无氧酵解增多，乳酸生成增多，肾功能降低，酸性物质排出减少；③呼吸性碱中毒：Ⅰ型呼衰时如因缺氧引起肺过度通气，可发生呼吸性碱中毒；④代谢性碱中毒：纠酸治疗不当，排钾利尿药；⑤混合性酸碱平衡紊乱：呼吸性酸中毒合并代谢性酸中毒。

3. ［答题要点］①该病人发生了Ⅰ型呼吸衰竭。主要机制是部分肺泡限制性通气不足，弥散障碍和通气与血流比例失调。②肺顺应性降低，牵张感受器或肺泡毛细血管旁感受器受刺激而反射性引起呼吸运动变浅变快。③呼吸性碱中毒。

（陈　静　谭　恒）

第十三章　肝性脑病

一、学习要求与主要内容

（一）目的要求

A. 知识目标

1. 能够描述肝性脑病、假性神经递质的概念。

2. 能够阐述肝性脑病的发病机制（包括氨中毒学说、假性神经递质学说、血浆氨基酸失衡学说、GABA 学说）。

3. 能够说明决定和影响肝性脑病发生的因素。

B. 技能目标

1. 能够根据病例临床表现判断肝性脑病，解释导致肝性脑病的病因、诱因与发病机制。

2. 能够依据肝性脑病发生机制，制定出合理的治疗原则。

3. 能够绘制肝性脑病的思维导图。

C. 情感、态度和价值观目标　通过对肝性脑病四种学说的学习，建立辩证唯物主义发展观，提高学生思辨能力。

（二）主要内容

1. 基本概念　肝功能不全、肝性脑病。

2. 肝功能不全的分类

（1）急性肝功能不全。

（2）慢性肝功能不全。

3. 肝性脑病的发病机制

（1）氨中毒学说：①血氨升高的原因：氨生成增多和氨清除不足；②血氨升高引起肝性脑病的机制：干扰脑组织的能量代谢；干扰脑内神经递质；影响 Na^+、K^+ 在神经细胞内外的正常分布。

（2）假性神经递质学说：①假性神经递质的生成；②假性神经递质引起肝性脑病的机制。

（3）血浆氨基酸失衡学说：①血浆氨基酸平衡失衡；②血浆氨基酸失衡引起肝性脑病的机制。

（4）γ-氨基丁酸（GABA）学说：① GABA 的产生；② GABA 的作用。

4. 影响肝性脑病发生的因素

5. 肝性脑病防治的病理生理基础

二、章节知识点思维导图

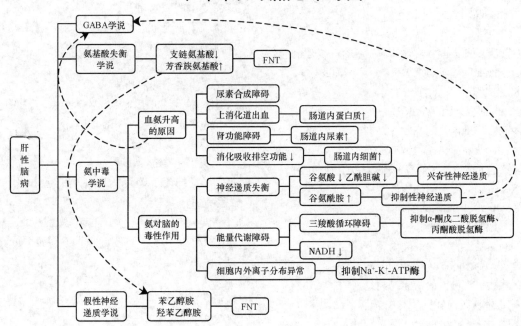

三、复习思考题

（一）单项选择题

【A1 型题】

1. 肝脏激素灭活功能减弱时与出现小动脉扩张有关的是
A. 甲状腺激素灭活减少　　B. 胰岛素灭活减少
C. 雌激素灭活减少　　　　D. 抗利尿激素灭活减少
E. 醛固酮灭活减少

2. 肝性脑病是指
A. 严重肝病所继发的脑水肿
B. 严重肝病所继发的昏迷
C. 严重肝病所继发的精神症状
D. 严重肝病所继发的神经症状
E. 严重肝病所继发的神经精神综合征

3. 引起肝性脑病主要是由于
A. 皮质结构破坏　　　　B. 下丘脑结构破坏
C. 大脑网状结构破坏
D. 上行激活系统结构破坏　E. 脑组织功能和代谢障碍

4. 血氨增高所致脑内神经递质的变化是
A. 谷氨酸增多　　　　B. 乙酰胆碱增多
C. 谷氨酰胺减少
D. γ-氨基丁酸（GABA）增多
E. ATP 产生增多

5. 氨进入脑内可引起
A. α-酮戊二酸不变　　　B. NADH 增多
C. 谷氨酰胺增多
D. 乙酰辅酶 A 增多　　　E. ATP 产生增多

6. γ-氨基丁酸发挥突触后抑制作用的机制是由于
A. Na^+ 由细胞外流向细胞内
B. K^+ 由细胞外流向细胞内
C. Cl^- 由细胞外流向细胞内
D. Na^+ 由细胞内流向细胞外
E. K^+ 由细胞内流向细胞外

7. γ-氨基丁酸发挥突触前抑制作用的机制是由于
A. Na^+ 由轴突内流向细胞外
B. K^+ 由轴突内流向细胞外
C. Cl^- 由轴突内流向细胞外
D. Na^+ 由轴突外流向细胞内
E. K^+ 由轴突外流向细胞内

8. 外源性肝性脑病的常见病因是
A. 病毒性暴发性肝炎　　B. 门脉性肝硬化
C. 药物性肝炎

D. 伴有肝细胞坏死的中毒
E. 肝癌

9. 肝性脑病的神经症状有
A. 睡眠节律变化　　　　B. 行为异常
C. 精神错乱　　　　　　D. 昏迷
E. 以上均可出现

10. 肝性脑病时血氨增高的主要原因是
A. 谷氨酰胺合成障碍　　B. 鸟氨酸循环障碍
C. 肠道细菌产生的尿素酶增加
D. 肠道细菌产生的氨基酸氧化酶增多
E. γ-氨基丁酸合成障碍

11. 血氨升高引起肝性脑病的主要机制
A. 影响大脑皮质的兴奋及传导功能
B. 使乙酰胆碱产生过多
C. 干扰脑细胞的能量代谢
D. 使脑干网状结构不正常活动
E. 使去甲肾上腺素作用减弱

12. 肝性脑病常见的诱因是
A. 胃肠蠕动增强　　　　B. 上消化道出血
C. 脂肪摄入增多　　　　D. 糖类摄入增多
E. 肠道内细菌活动减弱

13. 肝性脑病的假神经递质是指
A. 苯乙胺和酪胺　　　　B. 多巴胺和苯乙醇胺
C. 苯乙胺和苯乙醇胺　　D. 酪胺和羟苯乙醇胺
E. 苯乙醇胺和羟苯乙醇胺

14. 在肝性脑病的发病机制中假神经递质的毒性作用是
A. 干扰乙酰胆碱的功能
B. 干扰去甲肾上腺素和多巴胺的功能
C. 干扰三羧酸循环
D. 干扰糖酵解
E. 干扰 γ-氨基丁酸的功能

15. 肝性脑病患者服用肠道抗生素的主要目的是
A. 防治胃肠道感染　　　B. 预防肝胆系统感染
C. 抑制肠道对氨的吸收
D. 防止腹水感染
E. 抑制肠道细菌而减少毒性物质的产生和吸收

【A2 型题】

16. 患者，男，50 岁，烦躁、昼睡夜醒 2 天。肝炎肝硬化病史 5 年。对明确意识障碍病因最有意义的实验室检查是
A. 血糖　　　　　　　　B. ALT/AST
C. 血清蛋白电泳　　　　D. 血氨
E. 血电解质

17. 患者，男，55岁，10年前诊断为肝炎肝硬化，3年前行门腔静脉分流术；2天前出现睡眠倒错、计算能力下降。该患者不宜进食的食物种类是
A. 淀粉类食物　　　　　B. 低脂饮食
C. 高维生素食物　　　　D. 高纤维素食物
E. 高蛋白饮食

18. 患者，男，55岁，诊断乙肝肝硬化4年，黑便2天，不认家人、吵闹2小时。下列治疗中不恰当的是
A. 静脉应用奥美拉唑　　B. 口服地西泮
C. 静脉应用生长抑素　　D. 口服乳果糖
E. 口服利福昔明

19. 患者，女，53岁，腹痛、腹胀、低热4周，表情淡漠、嗜睡1天。腹部B超示：肝实质弥漫性病变、脾大及腹水。对该患者诊断最有意义的阳性体征是
A. 肌张力增高　　　　　B. Babinski 征阳性
C. 扑翼样震颤阳性　　　D. 腹壁反射消失
E. 腱反射亢进

20. 患者，男，58岁，进食高蛋白饮食后出现神志不清1天。大量饮酒25年，否认肝炎病史及家族史。查体：体温35.5℃，脉搏80次/分，呼吸18次/分，血压120/80mmHg。面色晦暗，双肺呼吸音清，未闻及干、湿啰音。心律齐，腹软，无压痛，扑翼样震颤（+）。该患者意识障碍最可能的原因是
A. 肝性脑病　　　　　　B. 慢性酒精中毒
C. 酒精戒断反应　　　　D. 电解质紊乱
E. 低血糖发作

21. 患者，男，40岁，腹胀、乏力5个月。嗜睡、言语混乱2天。既往患乙型肝炎20年。查体：体温36.5℃。脉搏80次/分，呼吸18次/分，血压120/80mmHg。神志不清，消瘦，皮肤巩膜黄染。双肺呼吸音清，未闻及干、湿啰音。心律齐，腹软，无压痛，移动性浊音（+）。诱发患者出现神经精神症状的因素中最不可能的是
A. 应用大剂量利尿剂　　B. 摄入大量蛋白
C. 应用苯二氮䓬镇静剂　D. 便秘
E. 摄入大剂量维生素C

22. 患者，男，45岁，肝功能异常15年，门-腔静脉分流术后2年，性格改变，睡眠倒错3天。以下处理措施正确的是
A. 输血　　　　　　　　B. 口服乳果糖
C. 碱性肥皂水灌肠　　　D. 静脉滴注抗生素

E. 口服巴比妥

（23-26题共用题干）患者，男性，45岁，发现肝硬化已5年。3天前与朋友聚餐时出现呕血，鲜红色，量约1000ml。患者出现头晕心慌出冷汗等。经输血补液和应用止血药物治疗后病情好转，血压和心率恢复正常。1天前起出现睡眠障碍，并出现幻听和言语不清。化验检查示：血氨130μg/dl，血糖5.6mmol/L，尿素氮7.2mmol/L。

23. 患者最可能的诊断是
A. 尿毒症　　　　　　　B. 脑血管意外
C. 乙型脑炎　　　　　　D. 糖尿病酮症酸中毒
E. 肝性脑病

24. 消化道出血的原因最可能是
A. 胃癌　　　　　　　　B. 胃溃疡
C. 十二指肠溃疡　　　　D. 血管静脉曲张破裂
E. 胃黏膜病变

25. 患者血氨升高导致肝性脑病发生的机制，是干扰了大脑的
A. 蛋白质代谢　　　　　B. 脂肪代谢
C. 微量元素代谢　　　　D. 水盐代谢
E. 能量代谢

26. 首先考虑的治疗方案是
A. 抗生素治疗　　　　　B. 应用降氨药物
C. 胰岛素治疗　　　　　D. 血液透析治疗
E. 应用镇静药物

（27-30题共用题干）患者，男，42岁，呕吐、腹泻两天，意识模糊、烦躁不安半天急诊入院。查体：血压110/70mmHg，神志恍惚，巩膜中度黄染，颈部可见数枚蜘蛛痣，心肺未见异常，腹软，肝肋下未触及，脾肋下3cm，双上肢散在出血点，Hb 90g/L，WBC $3.2×10^9$/L，血糖7.0mmol/L，尿糖（+），尿酮（−），尿镜检（−）。

27. 最可能的诊断是
A. 肝性脑病　　　　　　B. 糖尿病酮症酸中毒
C. 高渗性非酮症糖尿病昏迷　　D. 尿毒症
E. 脑血管病

28. 对确诊最有价值的辅助检查是
A. 血气分析　　　　　　B. 腹部CT
C. 肾功能　　　　　　　D. 肝功能
E. 血氨

29. 如果患者躁动不安，不宜选用
A. 东莨菪碱　　　　　　B. 地西泮
C. 水合氯醛　　　　　　D. 氯苯那敏
E. 异丙嗪

30. 对此患者的治疗，下列各项中不正确的是
A. 禁食蛋白质　　　　B. 口服乳果糖
C. 静脉滴注精氨酸　　D. 肥皂水灌肠
E. 补充支链氨基酸

【B 型题】

A. 亮氨酸、异亮氨酸和缬氨酸
B. 苯丙氨酸、酪氨酸和色氨酸
C. GABA 和谷氨酰胺
D. 乙酰胆碱和谷氨酸
E. 苯乙醇胺、羟苯乙醇胺和 5-羟色胺

31. 引起肝性脑病的假性神经递质是
32. 支链氨基酸是指
33. 芳香氨基酸是指
34. 抑制性中枢神经递质是指
35. 兴奋性中枢神经递质是指

A. 复方氨基酸溶液　　B. 谷氨酸
C. 精氨酸　　　　　　D. 乳果糖
E. 左旋多巴

36. 使正常神经递质生成增多而治疗肝性脑病的药物是
37. 控制肠道产氨而治疗肝性脑病的药物是
38. 恢复血浆氨基酸平衡而治疗肝性脑病的药物是
39. 维持鸟氨酸循环，促进尿素合成而治疗肝性脑病的药物是
40. 使氨生成谷氨酰胺而治疗肝性脑病的药物是

（二）多项选择题

1. 肝功能严重损害时激素代谢紊乱表现为
A. 雌激素增多　　　　B. 胰岛素减少
C. 胰高血糖素减少　　D. 醛固酮增多
E. 抗利尿激素减少

2. 肝性脑病的诱发因素包括
A. 消化道出血　　　　B. 酸中毒
C. 便秘　　　　　　　D. 感染
E. 摄入维生素增多

3. 氨影响脑生理功能而引起脑病的可能机制有
A. 干扰脑的能量代谢
B. 影响神经递质的产生及其相互间的平衡
C. 干扰神经细胞膜的电活动
D. 促进肌肉组织对支链氨基酸的摄取利用
E. 促进假性神经递质的产生

4. 氨中毒使脑组织能量代谢生成障碍的机制
A. 丙酮酸脱羧酶活性增加
B. α-酮戊二酸减少　　C. NADH 消耗过多

D. ATP 消耗过多　　　E. 乙酰辅酶 A 生成不足

5. 血中芳香族氨基酸增多可引起脑内
A. 苯乙醇胺增多　　　B. 羟苯乙醇胺增多
C. 5-羟色胺增多　　　D. 苯乙醇胺减少
E. 5-羟色胺减少

6. 上消化道出血诱发肝性脑病的机制在于
A. 引起失血性休克
B. 肠道细菌作用下产氨增多
C. 血液中苯乙胺和酪胺增加
D. 急性严重出血使脑组织缺血、缺氧
E. 破坏血脑屏障使假性神经递质入脑

7. 血浆氨基酸失衡学说中的支链氨基酸是指
A. 酪氨酸　　　　　　B. 异亮氨酸
C. 缬氨酸　　　　　　D. 色氨酸
E. 亮氨酸

8. 使用左旋多巴治疗肝性脑病的目的在于
A. 增强正常递质的生成　　B. 改善肾功能
C. 降低血氨
D. 恢复血浆氨基酸的生理平衡
E. 对抗 GABA 的作用

（三）判断题

1. 苯丙氨酸和酪氨酸经肠道细菌释放的脱羧酶的作用，分解为苯乙胺和酪胺，苯乙胺和酪胺就被称为假性神经递质。（　　　）

2. 血浆氨基酸失衡学说认为支链氨基酸/芳香族氨基酸的比值下降可能导致肝性脑病。（　　　）

3. GABA 学说认为 GABA 是一种抑制性神经递质。（　　　）

4. 肝性脑病时可以用碱性液体给患者灌肠以减少氨吸收。（　　　）

5. 肝肾综合征是指继发于肝功能障碍的功能性肾功能不全。（　　　）

6. 感染可造成缺氧和体温升高，使全身各组织分解代谢增强，使体内产氨增多及血浆氨基酸失衡，诱发肝性脑病。（　　　）

（四）问答题

1. 肝性脑病时，血氨升高的原因是什么？

2. 简述肝性脑病时，假性神经递质的产生及导致昏迷的机制。

3. 一位患者患肝硬化已 5 年，平时状态尚可。1次进食不洁肉食后，出现高热（39℃）、频繁呕吐和腹泻，继之出现说胡话，扑翼样震颤，最后进入昏迷。试分析该患者发生肝性脑病的诱发因素。

四、参考答案及解析

（一）单项选择题

【A1 型题】

1. ［答案］C

［题解］雌激素灭活减少，可产生月经失调，男性患者女性化，睾丸萎缩，乳房发育，及小动脉扩张，如蜘蛛痣、肝掌等。

2. ［答案］E

［题解］肝性脑病是继发于严重肝脏疾病的精神、神经综合征，发生于肝细胞广泛坏死引起的肝功能衰竭或慢性肝病引起的门-体分流的基础上，其临床表现为一系列的精神、神经综合征，最后出现昏迷。

3. ［答案］E

［题解］目前认为肝性脑病的发生主要是由于脑细胞的功能和代谢障碍所引起。

4. ［答案］D

［题解］γ-氨基丁酸（GABA）是中枢神经系统抑制性递质。神经细胞内 GABA 主要是由谷氨酸在谷氨酸脱羧酶的作用下脱羧而产生的。血中 GABA 主要由肠道细菌分解肠内容物而产生。正常时 GABA 不能通过血脑屏障进入脑内，严重肝病时，血脑屏障通透性增高，GABA 进入脑内，并在突触间隙产生抑制作用，中枢神经系统功能抑制，产生昏迷。

5. ［答案］C

［题解］进入脑内的 NH_3 与 α-酮戊二酸结合形成谷氨酸；NH_3 又与谷氨酸结合，生成谷氨酰胺。这一过程使 NADH 减少，ATP 减少，谷氨酰胺生成增多。NH_3 还可抑制丙酮酸脱羧酶活性，使乙酰辅酶 A 产生减少，影响三羧酸循环。

6. ［答案］C

［题解］当突触前神经元兴奋时，γ-氨基丁酸释放，通过突触间隙与突触后神经元细胞膜上的受体结合，使细胞对氯离子的通透性增高，大量氯离子进入细胞内产生超极化，发挥突触后的抑制作用。

7. ［答案］C

［题解］γ-氨基丁酸作用于突触前的轴突末梢时，也可使轴突膜对氯离子的通透性增高，使氯离子从轴突内流向轴突外，产生去极化，使末梢在冲动到来时，释放的神经递质减少，产生突触前抑制。因此，GABA 既是突触后抑制递质又是突触前抑制递质。

8. ［答案］B

［题解］外源性肝性脑病是指肠源性毒物绕过肝脏直接进入体循环引起的脑病。常见病因有门脉性肝硬化、晚期血吸虫性肝硬化以及门-体静脉分流术患者。

9. ［答案］E

［题解］在临床上按神经精神症状的轻重分为四期：前驱期，昏迷前期，昏睡期，昏迷期。

10. ［答案］B

［题解］①由于代谢障碍，供给鸟氨酸循环的 ATP 不足；②鸟氨酸循环的酶系统严重受损；③鸟氨酸循环的各种底物缺失，尿素合成减少。

11. ［答案］C

［题解］血氨升高引起肝性脑病与干扰大脑能量代谢有关：① NH_3 抑制丙酮酸脱氢酶活性，妨碍丙酮酸氧化脱羧过程，使 NADH 和乙酰辅酶 A 生成减少，三羧酸循环障碍，ATP 生成减少。②由于丙酮酸脱氢酶和 α-酮戊二酸减少，三羧酸循环障碍，ATP 生成减少。③ α-酮戊二酸经转氨基过程生成谷氨酸，消耗大量 NADH，NADH 是呼吸链递氢过程的主要物质，ATP 产生减少。④ NH_3 与谷氨酸结合生成谷氨酰胺，消耗 ATP。

12. ［答案］B

［题解］上消化道出血是肝性脑病发生的最常见诱因，肝硬化患者常有食道静脉曲张，曲张静脉破裂后，大量血液进入消化道。①血浆蛋白和血红蛋白经细菌分解产生氨及其他毒物。②肝功能障碍，凝血因子合成减少，引起出血，一方面产氨增多，另一方面出血引起血压下降，低血容量和缺氧，加重肝、脑、肾功能障碍。③肝功能衰竭可引起肾功能衰竭和尿毒症，又可出现胃肠道黏膜的糜烂，溃疡为主，更加剧肝性脑病的发生。

13. ［答案］E

［题解］苯丙氨酸和酪氨酸在肠道细菌脱羧酶的作用下形成胺类，肝功能障碍时胺类物质不能清除，入血后在中枢神经系统内形成苯乙醇胺和羟苯乙醇胺，称为假性神经递质。

14. ［答案］B

［题解］苯乙醇胺和羟基乙醇胺在化学结构上与正常神经递质去甲肾上腺素和多巴胺相似，但不能完成真性神经递质的功能，被称为假性神经递质。

15. ［答案］E

［题解］抑制肠道细菌产氨。

【A2 型题】

16.〔答案〕D

〔题解〕患者肝炎肝硬化病史 5 年（肝性脑病严重肝病基础），烦躁、昼睡夜醒 2 天（存在中枢神经系统功能紊乱的临床表现），通过查血氨水平可诊断肝性脑病，明确意识障碍病因（D）。患者无糖尿病病史，血糖测定常用于诊断糖尿病酮症酸中毒。ALT/AST 异常可提示肝功能受损，常用于肝炎诊断，但不能明确意识障碍病因。血清蛋白电泳常用于多发性骨髓瘤的诊断，血电解质为一般性检查，二者均不能明确意识障碍病因。

17.〔答案〕E

〔题解〕患者为中年男性，肝炎肝硬化病史 10 年，3 年前行门腔静脉分流术（广泛门-体侧支循环形成，肝性脑病的诱因），2 天前出现睡眠倒错、计算能力下降（肝性脑病症状）。根据患者的病史、临床表现，可以诊断为肝炎肝硬化、门腔静脉分流术后、肝性脑病。肝性脑病门-体分流对蛋白不能耐受者，应避免大量蛋白饮食，该患者不宜进食的食物种类是高蛋白饮食（E）。肝性脑病患者在去除诱因同时应给予营养支持，以促进机体的合成代谢，抑制分解代谢，保持正氮平衡，同时，应尽量保证热量供应和各种维生素的补充，酌情输注血浆或者白蛋白。淀粉类、低脂食物有利于提供充足热量，高维生素食物可以补充维生素。高纤维素食物所含非吸收性纤维被肠菌酵解产酸有利于氨的排出。

18.〔答案〕B

〔题解〕患者为中年男性，有原发肝病（有肝病基础），消化道出血（肝性脑病常见诱因），中枢神经系统功能异常（肝性脑病常见症状），结合上述病史和临床表现，最可能的诊断为肝性脑病，由于地西泮可诱发其病情加重，不适宜使用（应选B）。静脉应用奥美拉唑、生长抑素有助于治疗其消化道出血；口服乳果糖可减少肠内氮源性毒物的生成和吸收；口服利福昔明有助于减少肠道细菌产氨。

19.〔答案〕C

〔题解〕患者为中年女性，腹部 B 超示：肝实质弥漫性病变（提示原发病灶在肝脏）、脾大及腹水（提示有肝硬化的可能，肝硬化为肝性脑病最常见的病因），表情淡漠、嗜睡 1 天（肝性脑病的表现）。综合患者的病史、临床表现、影像学检查，可初步诊断为肝性脑病。扑翼样震颤为肝性脑病的特

征性体征（C），是指病人平伸手指及腕关节时，腕关节突然屈曲，然后又迅速伸直，如此震颤多动，类似鸟的翅膀在扇动，是由于基底节病变及小脑共济失调所致。2 期和 3 期肝性脑病患者可有肌张力增高，Babinski 征阳性、腱反射亢进，这些体征常见于锥体束损伤，无特异性。腹壁反射消失常见于胸部脊髓损伤。

20.〔答案〕A

〔题解〕患者长期大量饮酒，很可能导致酒精性肝硬化。进食高蛋白食物后，产氨增多，可诱发肝性脑病。扑翼样震颤为肝性脑病具有诊断意义的体征。患者进食高蛋白饮食后神志不清，扑翼样震颤（+），应首先考虑肝性脑病（A）。慢性酒精中毒不会突然发病，题干未提及停酒史，故不考虑酒精戒断反应。低钙血症常导致四肢抽搐，而不是扑翼样震颤。低血糖发作常表现为饥饿时发病，服用糖水后缓解。

21.〔答案〕E

〔题解〕中年男性，长期乙肝病史，腹胀，乏力，消瘦，黄疸，移动性浊音阳性，应诊断为失代偿性肝硬化。2 天来嗜睡，言语混乱，应诊断为肝性脑病前驱期。A、B、C、D 均属于肝性脑病的常见病因。摄入大量维生素 C 不会导致肝性脑病（故应选 E）。

22.〔答案〕B

〔题解〕门腔静脉分流术是肝性脑病常见的诱因。长期肝功能异常患者出现性格改变、睡眠倒错，应诊断为肝性脑病前驱期。肝性脑病患者不宜输入库存血，以免加重氮质血症，增加血氨来源，加重病情。口服乳果糖后在小肠不被分解，到达结肠后可被分解为乳酸、乙酸而降低肠道 pH，减少氨的吸收（B）。碱性肥皂水灌肠可增加肠道对氨的吸收，不宜采用。口服抗生素可抑制肠道产尿素酶的细菌生长繁殖，减少氨的生成。但静脉滴注抗生素无此作用。巴比妥为镇静催眠药，可加重肝性脑病，不宜使用。

23.〔答案〕E

〔题解〕肝硬化患者，上消化道大出血后出现神经精神症状，血氨高（血氨正常值为 18 ～ 72μmmol/L，或 40 ～ 70μg/dl），应考虑肝性脑病（E）。尿毒症多有长期肾脏病史，一般不会发生上消化道大出血。脑血管意外常见于老年人，常有高血压病史，多有偏瘫症状。乙型脑炎主要表现为脑实质受损。患者血糖 5.6mmol/L，可排除糖尿病酮症酸中毒。

24. [答案] D

[题解] 该患者为上消化道大出血,且出血凶猛,有长期肝硬化病史,应考虑肝硬化门静脉高压症所致的食管胃底曲张静脉破裂出血(D)。其他选项所致上消化道出血的出血量较小,一般为250～500ml。

25. [答案] E

[题解] 肝性脑病患者血氨增高,血氨可通过血脑屏障进入脑组织,产生中枢神经系统毒性。大脑对氨的去毒作用是通过与α-酮戊二酸结合生成谷氨酸,谷氨酸与氨结合生成谷氨酰胺,消耗大量ATP而实现的。三羧酸循环的重要中间产物α-酮戊二酸大量消耗,将使脑细胞能量供应不足,不能维持正常功能,故选(E)。肝性脑病患者血氨升高对蛋白质、脂肪、微量元素、水盐代谢影响较小。

26. [答案] B

[题解] 该患者考虑诊断为肝性脑病,氨中毒是肝性脑病的重要发病机制,故患者首选降氨药物降低血氨、减轻脑水肿(B)。抗生素治疗可抑制肠道产尿素酶细菌,减少氨的生成,属于降氨药物的一种。胰岛素用于糖尿病及其并发症的治疗。血液透析用于尿毒症及中毒的治疗。应用镇静药物可诱发、加重肝性脑病。

27. [答案] A

[题解] 患者巩膜中度黄染,颈部可见数枚蜘蛛痣、双上肢散在出血点(肝功能减退的表现),脾肋下3cm(脾肿大,门静脉高压的表现),提示患者有肝硬化。患者呕吐、腹泻两天(肝硬化引起肝性脑病的诱因),意识模糊、烦躁不安(肝性脑病的表现)半天。综合患者的病史、临床表现、查体检查,可初步诊断为肝性脑病(A)。患者血糖7.0mmol/L,尿糖(+),尿酮体阴性,故可排除糖尿病酮症酸中毒、高渗性非酮症糖尿病昏迷。患者尿镜检阴性,故可排除尿毒症。脑血管病常见于老年人,多有高血压病史,常伴四肢偏瘫。

28. [答案] E

[题解] 氨中毒学说是肝性脑病的重要发病机制,约90%患者血氨增高(E)。血气分析是抢救危重患者和手术中监护的重要指标之一;肾功能主要是用于肾脏相关疾病的检查;肝功能主要用来反映肝脏的功能和受损情况;腹部CT对于肝性脑病的诊断无明显价值。

29. [答案] C

[题解] 肝性脑病患者躁动不安,严禁使用水合氯醛、巴比妥类、吗啡;可减量使用地西泮、东莨菪碱;异丙嗪、氯苯那敏等抗组胺药物可作为镇静药代用。

30. [答案] D

[题解] 肝性脑病最主要的发病机制为氨中毒。肥皂水多为碱性溶液,可增加肠道氨的吸收,加重肝性脑病(D错,为本题正确答案)。禁食蛋白质可以减少氨的产生;口服乳果糖可减少氨的产生和吸收;静脉滴注精氨酸理论上有降血氨作用。补充支链氨基酸可减少假性神经递质的产生,有利于正常的神经传导,缓解病情。

【B型题】

31. [答案] E

[题解] 引起肝性脑病的假性神经递质是苯乙醇胺、羟乙醇胺和5-羟色胺。

32. [答案] A

[题解] 支链氨基酸是指亮氨酸、异亮氨酸和缬氨酸。

33. [答案] B

[题解] 芳香氨基酸是指苯丙氨酸、酪氨酸和色氨酸。

34. [答案] C

[题解] 抑制性中枢神经递质包括GABA和谷氨酰胺。

35. [答案] D

[题解] 兴奋性中枢神经递质包括乙酰胆碱和谷氨酸。

36. [答案] E

[题解] 左旋多巴可使正常神经递质生成增多而治疗肝性脑病。

37. [答案] D

[题解] 乳果糖通过降低结肠pH而抑制氨的吸收和肠菌产氨。

38. [答案] A

[题解] 复方氨基酸溶液含有较多支链氨基酸,故可恢复肝性脑病病人的血浆氨基酸平衡。

39. [答案] C

[题解] 精氨酸通过维持鸟氨酸循环,促进尿素合成而治疗肝性脑病。

40. [答案] B

[题解] 谷氨酸使氨生成谷氨酰胺而治疗肝性脑病。

（二）多项选择题

1. ［答案］AD

［题解］肝功能降低，醛固酮和雌激素灭活减少。

2. ［答案］ACD

［题解］消化道出血可使肠道产氨和其他毒性物质增多，便秘使氨、胺类、硫醇等毒性物质与结肠黏膜接触时间延长而吸收增多。感染通过缺氧和体温升高而使组织分解代谢增强，使体内产氨增多及血浆氨基酸失衡。pH 降低，离子铵增多而不易通过血脑屏障；维生素多对保护肝脏功能有益，所以可将 B、E 排除。

3. ［答案］ABC

［题解］氨影响脑生理功能而引起脑病的可能机制包括干扰脑的能量代谢、影响神经递质的产生及其相互间的平衡、干扰神经细胞膜的电活动。

4. ［答案］BCDE

［题解］① NH_3+α-酮戊二酸 → 谷氨酸；α-酮戊二酸减少。②在谷氨酸形成时，消耗大量还原型辅酶Ⅰ（NADH），妨碍呼吸链递氢过程，ATP 生成不足。③NH_3 抑制丙酮酸脱氢酶系的活性，丙酮酸氧化脱羧障碍，导致 NADH 和乙酰辅酶 A 生成减少。④谷氨酸 +NH_3 在 ATP 供能下生成谷氨酰胺，消耗大量 ATP。

5. ［答案］ABC

［题解］①肠道中的芳香族氨基酸-苯丙氨酸和酪氨酸，经细菌释放的脱羧酸作用，分别分解为苯乙胺和酪胺，正常时在肝脏分解解毒。肝功能障碍，或因肝硬化时侧支循环的建立，使其血中浓度增高，并进入脑内，在非特异性 β-羟化酶作用下，生成假性神经递质。②色氨酸在脑内先羟化成 5-羟色氨酸，再通过芳香族氨基酸脱羧酶作用生成 5-羟色胺，是中枢抑制性神经递质，控制睡眠。当 5-羟色胺过多时，可导致中枢抑制；还可被去甲肾上腺素能神经元摄取、储存，取代正常神经递质去甲肾上腺素能，所以 5-羟色胺也被认为假性神经递质。

6. ［答案］ABCD

［题解］上消化道出血可导致：①血液中的蛋白质在肠道细菌的作用下产氨增加；②血液中的蛋白质在肠道内水解产生氨基酸，其中苯丙氨酸和酪氨酸可入脑后形成假性神经递质；③严重的出血可导致失血性休克引起脑供血不足，脑组织缺血、缺氧。

7. ［答案］BCE

［题解］支链氨基酸包括亮氨酸、异亮氨酸和缬氨酸。

8. ［答案］AB

［题解］根据假性神经递质学说：左旋多巴可通过血脑屏障，在脑内合成为正常神经递质多巴胺和去甲肾上腺素。左旋多巴在外周循环中可演变为多巴胺，从而扩张肾血管，改善肾功能。

（三）判断题

1. ［答案］×

［题解］假性神经递质是指苯乙醇胺和羟苯乙醇胺。

2. ［答案］√

［题解］血浆氨基酸失衡学说提出：血浆支链氨基酸减少，芳香族氨基酸增加引起 AAA/BCAA 下降导致肝性脑病。

3. ［答案］√

［题解］GABA 属于抑制性神经递质，GABA 能神经元活动变化与肝性脑病发生、发展密切相关。

4. ［答案］×

［题解］肝功能严重障碍的患者需灌肠时，应选弱酸性灌肠液。因为肠道 pH 较低时，肠道的 NH_3 与 H^+ 结合成不被吸收的 NH_4^+，并随粪便排出体外。若肠道 pH 降至 5.0 时，不仅肠道的 NH_3 不被吸收，而且血液中的氨向肠道弥散。因此，应选弱酸性灌肠液，以减少肠道对氨的吸收和促血氨向肠道弥散，使血氨降低。

5. ［答案］√

［题解］肝肾综合征是指继发于肝功能障碍的功能性肾功能不全。

6. ［答案］√

［题解］感染可造成缺氧和体温升高，使全身各组织分解代谢增强，使体内产氨增多及血浆氨基酸失衡，诱发肝性脑病。

（四）问答题

1. ［答题要点］

（1）尿素合成减少，氨清除不足。

肝性脑病时血氨增高的主要原因是肝脏鸟氨酸循环障碍。①由于代谢障碍，供给鸟氨酸循环的 ATP 不足。②鸟氨酸循环的酶系统受损。③鸟氨酸循环的各种底物缺失，均导致氨合成尿素减少。

（2）氨生成增多。

1）肝硬化、门脉血流受损、肠黏膜淤血、水肿、肠蠕动减弱，以及胆汁分泌减少等，使消化吸收功能降低，细菌繁殖活跃导致：①细菌释放的氨基酸氧化酶和尿素酶增多；②未经消化吸收的蛋白成分在肠道潴留，均使肠内氨基酸生成增多。

2）肝硬化晚期，由于腹水形成，有效循环血量减少，交感-肾上腺髓质系统兴奋，儿茶酚胺增多，肾小球收缩，肾内血液重分布，导致 GFR 降低引起肾功能衰竭，尿素排出减少，弥散入肠道，产氨增多。

3）如果合并上消化道出血，肠内血液蛋白质增多，产氨增多。

4）患者昏迷前躁动，震颤，肌肉活动增强，肌肉中腺苷酸分解代谢增强，产氨增多。

2.[答题要点]

(1) 假性神经递质的形成：正常机体摄入的蛋白质在肠道中分解成氨基酸，再经肠道细菌释放的脱羧酶作用形成胺类。其中芳香族氨基酸如苯丙氨酸和酪氨酸转变成苯乙胺和酪胺，再经门静脉到肝，通过单胺氧化酶分解清除。肝功能不全时，肝脏解毒功能降低，或肝硬化门-体侧支循环形成时，胺类物质可通过体循环进入中枢神经系统，在脑内 β-羟化酶作用下，形成苯乙醇胺和羟苯乙醇胺。两者的化学结构和真性神经递质去甲肾上腺素、多巴胺极为相似，但传递信息的生理功能却远远弱于真性神经递质，故称为假性神经递质。

(2) 假性神经递质作用机制：各种来自外周感受器的神经纤维，进入脑干后，发出侧支进入脑干网状结构，并与其内的神经元发生突触联系，交换神经元后上行弥散性向大脑皮质投射纤维，维持大脑清醒。正常时，脑干网状结构中的神经递质主要是去甲肾上腺素和多巴胺等，其作用是维持大脑皮质兴奋和清醒状态。当脑干网状结构中假性神经递质增多时则竞争性地被肾上腺素能神经元摄取，贮存在突触小体的囊泡中，并代替真性神经递质，因而脑干网状结构上行激动系统的唤醒功能不能维持，从而发生昏迷。

3.[答题要点]

(1) 肝硬化病人，因胃肠道淤血，消化吸收不良及蠕动障碍，细菌大量繁殖。现进食不洁肉食，可导致肠道产氨过多。

(2) 高热病人，呼吸加深加快，可导致呼吸性碱中毒；呕吐、腹泻，丢失大量钾离子，同时脱水导致醛固酮分泌增多，HCO_3^- 吸收增加引起低钾性碱中毒；呕吐丢失大量 H^+ 和 Cl^-，可造成代谢性碱中毒。碱中毒可导致肠道、肾脏吸收氨增多，而致血氨升高。

(3) 肝硬化病人常有腹水，加上呕吐、腹泻丢失大量细胞外液，故易合并肝肾综合征，肾脏排泄尿素减少，大量尿素弥散至胃肠道而使肠道产氨增加。

(4) 进食不洁肉食后高热，意味着发生了感染，组织蛋白分解，导致内源性氮质血症。

（刘 跃）

第十四章 肾功能不全

一、学习要求与主要内容

（一）目的要求

A. 知识目标

1. 能够识记肾功能不全和急性肾功能不全的概念；描述急性肾功能不全的分类。

2. 能够分析少尿型急性肾功能不全患者少尿的发生机制；列举少尿型急性肾功能不全少尿期的代谢紊乱特点。

B. 技能目标

1. 能运用急性肾功能不全发病机制的理论知识，联系休克章节内容分析肾前性、肾性和肾后性肾功能不全的发病机制。

2. 联系酸碱平衡紊乱、水及电解质代谢紊乱等章节内容，分析肾功能不全的代谢紊乱特点并根据病理生理学基础自行推导治疗原则。

3. 能够绘制肾功能不全的思维导图。

C. 情感、态度和价值观目标

1. 通过介绍肾移植的原理、发展史及获得诺贝尔医学奖的历史，鼓励学生大胆设计，勇于创新，培养崇德、敬业、团结、奉献的医学精神，并树立医者仁心的医学理念和价值观。

2. 通过对教材多章节的整合，使学生体会各器官系统及病理过程的相互联系，帮助学生搭建课程体系的整体框架并树立整体观。

（二）主要内容

1. 基本概念 急性肾功能不全、氮质血症、小管破裂性损伤、慢性肾功能不全、肾素依赖性高血压、钠依赖性高血压。

2. 少尿型急性肾功能不全的发生机制 肾缺血、肾小管阻塞和肾小管原尿返漏。

3. 少尿期的代谢紊乱

（1）高钾血症。

（2）水中毒。

（3）代谢性酸中毒。

（4）氮质血症。

4. 肾组织细胞损伤及其机制

（1）受损细胞：①肾小管细胞；②内皮细胞；③系膜细胞。

（2）细胞损伤的机制。

5. 慢性肾功能不全的发病机制

（1）健存肾单位日益减少。

（2）矫枉失衡。

（3）肾小球过度滤过。

（4）肾小管-肾间质损害。

6. 对机体的影响

（1）尿的变化：多尿、夜尿、低渗尿（早期）或等渗尿以及尿成分的改变（蛋白尿、血尿和脓尿）。

（2）内环境的改变：①氮质血症；②酸中毒；③电解质紊乱。

（3）肾性高血压：①肾素-血管紧张素系统的活性增强；②钠、水潴留；③肾分泌的抗高血压物质减少。

（4）肾性贫血：①促红细胞生成素生成减少；②红细胞破坏速度加快；③血液中毒性物质；④铁的再利用障碍；⑤出血。

（5）肾性骨营养不良发生机制：① PTH 作用；② $1,25\text{-}(OH)_2D_3$ 合成减少；③酸中毒。

7. 尿毒症

（1）机能及代谢变化：①机能变化：中枢神经系统、心血管系统变化、呼吸系统、消化系统、内分泌系统、免疫系统及皮肤的变化；②代谢紊乱：糖代谢、蛋白质代谢及脂肪代谢紊乱。

（2）发病机制：甲状旁腺激素、胍类化合物、尿素、多胺、中分子量物质的作用。此外，肌酐、尿酸、酚类等也与尿毒症的某些症状有关。

二、章节知识点思维导图

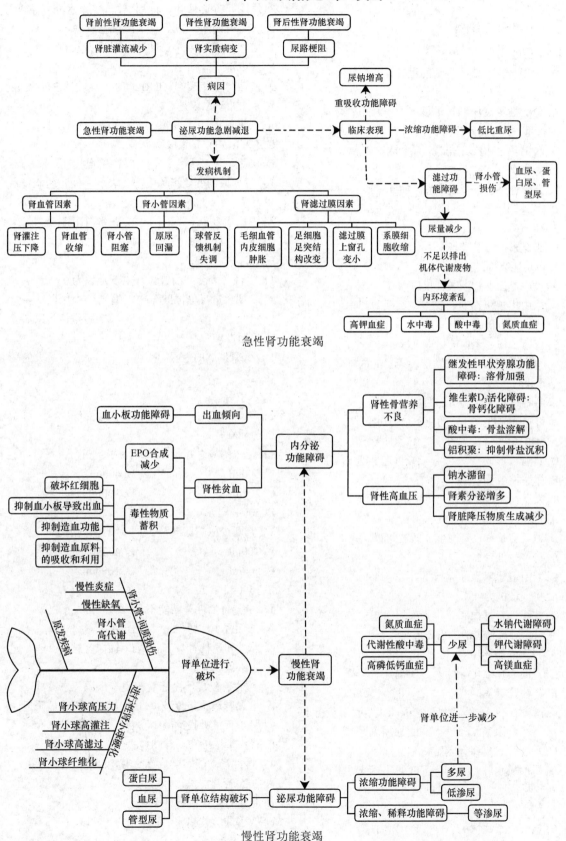

急性肾功能衰竭

慢性肾功能衰竭

三、复习思考题

（一）单项选择题

【A1 型题】

1. 有关急性肾功能衰竭的描述，下列哪一项是错误的？

A. 功能性肾衰尿钠含量显著少于肾小管坏死肾衰的含量

B. 水潴留常超过钠潴留，故易发生稀释性低钠血症

C. 高血钾是急性肾衰最危险的并发症

D. 多尿期尿量增多可很快纠正少尿期造成的氮质血症

E. 非少尿型急性肾衰发生率较低

2. 肾功能衰竭是指

A. 发生氮质血症的各种疾病

B. 尿中出现蛋白质、管型、红细胞和白细胞的病理过程

C. 持续少尿、无尿的病理过程

D. 肾脏泌尿与内分泌功能障碍引起内环境紊乱的病理过程

E. 各种肾实质疾病引起的病理过程

3. 引起肾前性急性肾功能不全的病因是

A. 汞中毒　　　　　B. 急性肾炎

C. 肾血栓形成　　　D. 休克早期

E. 尿路梗阻

4. 关于急性肾小管坏死多尿期，下列哪项错误？

A. 尿量超过 400ml/24h

B. 氮质血症和高钾血症立即被纠正

C. 可产生低钾血症

D. 可有脱水甚至休克

E. 病人抵抗力低下，易继发感染

5. 持续性肾缺血和肾毒素作用引起的急性肾功能衰竭，对肾损害的突出表现是

A. 肾血液循环障碍　B. 肾小球病变

C. 肾间质纤维化　　D. 肾小管坏死

E. 肾小管阻塞

6. 肾功能不全的发生机制中原尿"漏回"是由于

A. 肾小管阻塞　　　B. 原尿流速过慢

C. 肾小管上皮细胞坏死脱落

D. 肾间质水肿　　　E. 肾小球滤过率下降

7. 判断肾功能不全程度的最可靠的指标是

A. NPN　　　　　　B. BUN

C. 电解质紊乱情况　D. 代谢性酸中毒

E. 内生肌酐清除率

8. 急性肾功能不全少尿期，输入大量水分可导致

A. 低渗性脱水　　　B. 高渗性脱水

C. 等渗性脱水　　　D. 黏液性水肿

E. 水中毒

9. 慢性肾功能衰竭（CRF）时，继发性 PTH 分泌过多的始动原因是

A. 低钙血症　　　　B. 骨营养不良

C. 1,25-$(OH)_2D_3$ 生成减少

D. 肠吸收钙减少　　E. 高磷血症

10. 下列尿的变化指标中哪项表示慢性肾功能衰竭更严重

A. 夜尿增多　　　　B. 尿蛋白阳性

C. 高渗尿　　　　　D. 低渗尿

E. 等渗尿

11. 慢性肾衰合并高钾血症主要是因为

A. 晚期大量肾单位破坏　B. 肾单位中原尿过多

C. 呕吐、腹泻　　　D. 长期用排钾利尿剂

E. 代谢性碱中毒

12. 少尿型 ARF 少尿期中，对患者危害最大的变化是

A. 水中毒　　　　　B. 少尿

C. 高钾血症　　　　D. 代谢性酸中毒

E. 氮质血症

13. 无尿的概念是指 24 小时的尿量小于

A. 500ml　　　　　B. 400ml

C. 200ml　　　　　D. 100ml

E. 50ml

14. 判断少尿的标准是 24 小时的尿量小于

A. 100ml　　　　　B. 400ml

C. 500ml　　　　　D. 1000ml

E. 1500ml

15. 引起肾后性肾功能不全的病因是

A. 急性肾小球肾炎　B. 汞中毒

C. 急性间质性肾炎　D. 输尿管结石

E. 肾结核

16. 慢性肾功能不全患者出现等渗尿标志着

A. 健存肾单位极度减少　B. 肾血流量明显降低

C. 肾小管重吸收钠减少　D. 肾小管泌钾减少

E. 肾小管浓缩和稀释功能丧失

17. 慢性肾功能不全治疗的主要目的不包括

A. 防止肾功能进行性恶化

B. 延缓肾功能进行性恶化

C. 改善或缓解临床症状

D. 防治严重并发症

E. 消除尿蛋白及尿红细胞

18. 急性肾功能衰竭少尿期结束的标志，是指 24 小时尿量至少增加至

A. 250ml 　　　B. 300ml

C. 350ml 　　　D. 400ml

E.500ml

19. 急性肾功能衰竭少尿期最常见的血镁、磷、钙异常是

A. 高镁、高磷、低钙 　　B. 低镁、高磷、低钙

C. 高镁、低磷、高钙 　　D. 低镁、高磷、高钙

E. 高镁、高磷、高钙

20. 慢性肾功能不全尿毒症期最早出现的临床表现是

A. 消化道症状 　　　B. 贫血

C. 出血 　　　D. 反复感染

E. 骨痛

【A2 型题】

21. 女，65 岁，夜尿增多伴血压升高 2 年，乏力、纳差 1 月。既往间断服用"龙胆泻肝丸"多年。查体:血压 150/95mmHg，双下肢无水肿。实验室检查：Hb 82g/L，Scr 238μmol/L，Glu 5.4mmol/L。尿常规：RBC（－）蛋白（＋）。放射性核素肾动态显像示左肾 GFR 10.2ml/min，右肾 GFR 11.5ml/min。该患者肾功能减退最可能的病因是

A. 糖尿病肾病 　　　B. 慢性肾小球肾炎

C. 慢性肾盂肾炎 　　　D. 慢性间质性肾炎

E. 高血压肾小动脉硬化

22. 男，68 岁，高血压病 15 年，规律服用氢氯噻嗪和卡托普利降压，近 3 天来腹泻，呈稀水样便，尿量 300～400ml/d。实验室检查：血肌酐 158μmol/L，血尿素氮 19mmol/L，尿渗透压 600mOsm/(kg·H_2O)。患者出现上述异常检测结果的最可能原因是

A. 血容量降低 　　　B. 急性间质性肾炎

C. 急性肾小管坏死 　　D. 药物不良反应

E. 肾后性梗阻

（23-24 题共用题干）

男，50 岁，间断水肿 3 年，加重伴乏力 1 个月。3 年来反复出现颜面和双下肢水肿，未予诊治。1 月来水肿加重。查体：血压 170/85mmHg。双下肢中度水肿。尿常规：尿 RBC（－），蛋白（＋＋）。血红蛋白 70g/L，Scr 865μmol/L，K^+ 6.5mmol/L，Ca^{2+} 1.79mmol/L，全段甲状旁腺激素（iPTH）710pg/ml。

23. 需要紧急处理的临床情况是

A. 血 K^+ 6.5mmol/L 　　B. 血 Ca^{2+} 1.79mmol/L

C. 血 Scr 865μmol/L 　　D. 血红蛋白 70g/L

E. 血 iPTH 710pg/ml

24. 针对该患者的贫血最合适的治疗药物是

A. 口服碳酸钙 　　　B. 必需氨基酸治疗

C. 补充 $1,25(OH)_2D_3$ 　　D. 促红细胞生成素

E. 血液透析治疗

（25-26 题共用题干）

女，34 岁，宫外孕大出血，血压曾降至 60/40mmHg，紧急手术，术后 2 天出现少尿，补液 2000ml 后，尿量无明显增加。查体：血压 110/80mmHg，贫血貌，HCO_3^- 20mmol/L，血肌酐 186μmol/L。尿常规：比重 1.015，蛋白（＋＋），血红蛋白 80g/L。

25. 该患者最可能的诊断是

A. 肾前性少尿 　　　B. 急性肾小管坏死

C. 急性间质性肾炎 　　D. 尿路梗阻

E. 肾动脉梗阻

26. 该患者最不可能出现的检查结果是

A. 尿钠增高 　　　B. 尿渗透压降低

C. 血尿素氮/血肌酐比例升高

D. 颗粒管型

E. 尿沉渣镜检可见少量红、白细胞

27. 患者，男，46 岁，患慢性肾衰竭 8 年。患病以来，食欲减退，乏力，夜尿增多。查体：心率 85 次/分，呼吸 16 次/分，血 pH 7.30，HCO_3^- 17mmol/L，血钠 142mmol/L，血钾 3.6mmol/L，血钙 1.82mmol/L，血磷 1.88mmol/L，血肌酐 540μmmol/L。尿量 2600ml/天，其中夜尿有 1300ml。患者钙、磷代谢紊乱的机制不包括

A. 肾脏排磷减少 　　B. 活性维生素 D_3 不足

C. 甲状旁腺功能亢进

D. 肾上腺皮质功能亢进

E. 高 AG 性代谢性酸中毒

28. 患者，男，31 岁，贫血 6 个月，恶心、呕吐 7 天，血压 180/105mmHg，Hb62g/L，血肌酐 804μmmol/L，B 超显示双肾缩小。拟诊为慢性肾功能衰竭尿毒症期。下列不是该病人出血的原因是

A. 出血时间延长

B. 血小板第 3 因子活力下降

C. 促红细胞生成素减少

D. 血小板聚集和黏附能力下降

E. 凝血酶生成障碍

29. 患者，男，32 岁，诊断为慢性肾功能不全尿毒症期，下列病人表现主要是内分泌功能障碍引起的是

A. 贫血　　　　　　　　B. 皮肤瘙痒

C. 心包摩擦音　　　　　D. 高钾血症

E. 代谢性酸中毒

30. 一名 26 岁的孕妇被送进了医院。她的血压为 130/85mmHg，血浆肌酐为 2.7mg/dL（正常 0.6～1.2mg/dL）。肾 B 超显示严重的双侧肾积水。以下哪项是最有可能导致该患者肌酐水平升高的原因

A. 交感神经兴奋　　　　B. 肾动脉狭窄

C. 高蛋白血症　　　　　D. 输尿管梗阻

E. 血容量过低

【B 型题】

A. 肾前性急性肾功能衰竭

B. 肾性急性肾功能衰竭

C. 肾后性急性肾功能衰竭

D. 慢性肾功能衰竭

E. 肾功能改善

31. 休克早期能引起

32. 休克晚期能引起

33. 前列腺肥大能引起

34. 慢性肾盂肾炎能引起

35. 庆大霉素中毒能引起

36. 挤压综合征能引起

（二）多项选择题

1. 慢性肾衰时的贫血可能与哪些因素有关？

A. 促红细胞生成素减少　B. 骨髓造血功能受抑制

C. 肠道对铁的吸收增多　D. 溶血

E. 出血

2. 急性肾衰时持续性肾缺血的可能机制有

A. 肾内肾素-血管紧张素增多

B. 肾内前列腺素增加　C. 肾内微血栓形成

D. 肾血管内皮细胞肿胀　E. 内皮素合成增加

3. 慢性肾功能衰竭时，钙磷代谢障碍表现为

A. 血磷升高　　　　　　B. 血钙升高

C. 血钙降低　　　　　　D. 血磷降低

E. 血钙、血磷保持正常水平

4. 慢性肾衰时产生高血压的机制有

A. 钠水潴留　　　　　　B. 抗利尿激素减少

C. 肾素-血管紧张素系统活性增强

D. 肾脏产生的前列腺素减少

E. 血中儿茶酚胺减少

5. 尿毒症时皮肤可出现

A. 瘙痒　　　　　　　　B. 干燥、脱屑

C. 色素沉着　　　　　　D. 尿素霜

E. 坏死

6. 尿毒症时心脏可出现

A. 心力衰竭　　　　　　B. 心律失常

C. 心肌受损　　　　　　D. 纤维素性心包炎

E. 心肌肥大

7. 慢性肾功能衰竭时出现多尿的原因是

A. 渗透性利尿

B. 肾小管上皮细胞对 ADH 的反应减弱

C. 肾脏浓缩功能降低

D. 残存肾小球滤过率升高

E. 体内内生水产生过多

8. 早期慢性肾功能衰竭患者的排尿特点为

A. 少尿　　　　　　　　B. 多尿

C. 夜尿　　　　　　　　D. 等渗尿

E. 白天尿量增多

9. 慢性肾功能衰竭时反映肾浓缩和稀释功能障碍的指标为

A. 夜尿　　　　　　　　B. 蛋白尿

C. 等渗尿　　　　　　　D. 低渗尿

E. 少尿

10. 肾前性急性肾功能衰竭常见的原因有

A. 前列腺肥大　　　　　B. 大失血

C. 急性汞中毒　　　　　D. 剧烈呕吐、腹泻

E. 肾小球肾炎

11. 肾性骨营养不良包括

A. 骨软化　　　　　　　B. 骨质疏松

C. 骨囊性纤维化　　　　D. 肾性佝偻病

E. 纤维性骨炎

（三）判断题

1. 应用氨基糖苷类抗生素易导致肾性急型肾功能衰竭。（　　）

2. 氮质血症是指血中尿素、肌酐、尿酸等非蛋白质含氮化合物含量升高。（　　）

3. 慢性肾衰时发生肾性骨营养不良，发生机制与慢性肾衰时出现的高钙血症、低磷血症、PTH 分泌增多、1,25-$(OH)_2D_3$ 形成增多等有关。（　　）

4. 肾脏可以分泌肾素、促红细胞生成素和甲状旁腺激素。（　　）

5. 原尿返漏时原尿可经受损的肾小管壁处返漏入

周围肾间质，引起肾间质水肿。（　　）

6. 失血性休克早期少尿为器质性肾功能衰竭所致。（　　）

7. 健存肾单位分泌的抗高血压物质日益减少，是肾性高血压的发病机制之一。（　　）

8. 急性肾衰竭少尿期内应严格控制输液速度和输液量。（　　）

9. 在有效循环血量减少时，肾是最早受影响的器官，此时肾灌注压下降。（　　）

（四）问答题

1. 简述急性肾功能衰竭多尿期发生多尿的机制。

2. 简述急性肾功能衰竭少尿期机体的变化。

3. 患者，女，32 岁，患慢性肾小球肾炎十余年。近年来，尿量增多，夜间尤甚。本次因妊娠反应严重，呕吐频繁，进食困难而急诊入院。入院检查，血清 K^+ 3.6mmol/L，内生肌酐清除率为正常值的 24%，pH 7.39，$PaCO_2$ 5.9kPa（43.8mmHg），HCO_3^- 26.3mmol/L，Na^+ 142mmol/L，Cl^- 96.5mmol/L。试分析该患者有无肾功能衰竭、酸碱平衡和钾代谢紊乱？判断依据是什么？

四、参考答案及解析

（一）单项选择题

【A1 型题】

1. ［答案］D

［题解］多尿期早期，由于肾功能尚未彻底恢复，尽管有多尿，氮质血症并不能立即得到改善。

2. ［答案］D

［题解］根据肾脏的功能和肾功能衰竭的定义，不难判断出 D 为正确答案。

3. ［答案］D

［题解］休克早期，由于失血，有效循环血量减少和肾血管强烈收缩，肾血液灌流量和 GFR 显著降低，出现尿量减少和氮质血症等，但肾小管功能正常，肾未发生器质性病变，故称为功能性急性肾功能衰竭。

4. ［答案］B

［题解］多尿期早期，由于肾功能尚未彻底恢复，氮质血症、高钾血症和酸中毒并不能立即得到改善。

5. ［答案］D

［题解］持续肾缺血和肾毒素导致肾功能衰竭主要表现为肾小管坏死。

6. ［答案］C

［题解］持续肾缺血和肾毒物，使肾小管上皮细胞变性坏死、脱落，原尿经受损肾小管壁处返漏入周围肾间质，除直接造成尿量减少外，还引起肾间质水肿压迫肾小管，囊内压升高，GFR 减少，出现少尿，发生急性肾功能衰竭。

7. ［答案］E

［题解］内生肌酐是由体内肌酸分解而来，生成量恒定，不受食物影响，肌酐分子量小，可以自由通过肾小球，而且又极少被肾小管吸收和排泄。血清肌酐浓度的正常值是 53 ～ 132μmol/L（0.6 ～ 1.5mg/dl），肾功能减退时，血清肌酐浓度升高，升高的程度与 GFR 减少量呈反比关系，所以临床上用每分钟内生肌酐清除率反映肾小球滤过功能。

8. ［答案］E

［题解］ARF 时，因少尿、分解代谢所致内生水增多，摄入水过多等原因，导致体内钠水潴留，稀释性低钠血症和细胞水肿，即水中毒。

9. ［答案］A

［题解］CRF 由于健康肾单位减少，GFR 降低，磷排出减少，血磷升高，引起血清钙浓度下降，进而导致 PTH 的释放，造成肾性骨病和皮肤瘙痒等一系列临床症状。

10. ［答案］E

［题解］CRF 早期肾浓缩功能降低而稀释功能正常，因此出现低比重尿，随病情加重，肾脏稀释功能亦障碍，使尿渗透压接近血浆晶体渗透压，尿比重常固定在 1.008 ～ 1.012，称为等渗尿，表示肾功能衰竭更严重。

11. ［答案］A

［题解］肾单位中原尿过多，呕吐腹泻，长期用排钾利尿剂及代谢性碱中毒，均可引起低钾血症。唯有晚期大量肾单位破坏，肾脏排钾减少才会出现高钾血症。

12. ［答案］C

［题解］高钾血症是 ARF 最危险的并发症，其原因：①尿排钾减少。②组织损伤和分解代谢增强，钾释放到细胞外液。③酸中毒。④低钠血症，远端小管钠钾交换减少。⑤输入库存血或食入含钾量高的食物或药物等。

13. ［答案］D

［题解］无尿指 24 小时尿量少于 100ml。

14. ［答案］B

［题解］少尿为 24 小时尿量少于 400ml。

15. [答案] D

[题解] 肾后性急性肾功能衰竭：指由于下泌尿道（从肾盏到尿道口）的堵塞引起的 ARF。常见于双侧尿路结石，盆腔肿瘤和前列腺肥大，前列腺癌等。

16. [答案] E

[题解] CRF 晚期，肾小管浓缩和稀释功能明显障碍，患者排等渗尿。

17. [答案] E

[题解] 慢性肾衰的治疗目的是防止或延缓肾功能进行性恶化、改善或缓解临床症状、防止严重并发症，而不以消除尿红细胞或尿蛋白为目标。故答案为 E。

18. [答案] D

[题解] 急性肾衰竭少尿期一般为 7 ~ 14 天，如 24 小时尿量增加至 400ml 以上，标志着少尿期结束。

19. [答案] A

[题解] 急性肾衰竭少尿期，经尿液排出的镁、磷减少，导致高镁、高磷。当血磷增高时，60% ~ 80% 的磷转向肠道排出，与钙结合成不溶性的磷酸钙，影响钙的吸收，从而导致低钙血症。故选 A。

20. [答案] A

[题解] 消化道症状是慢性肾衰竭最早、最突出的症状。初期以厌食、腹部不适为主，以后出现恶心、呕吐、腹泻等，故答案为 A。

【A2 型题】

21. [答案] D

[题解] 患者以夜尿增多为主诉，说明突出症状是肾小管功能受损。慢性间质性肾炎的常见病因为马兜铃酸肾病，为服用含有马兜铃酸类成分中药（龙胆泻肝丸含关木通）所致，其特征表现为肾小管功能受损，可有贫血、尿糖，一般无水肿和高血压。根据题干，本题应诊断为慢性间质性肾炎（D），患者血糖正常，故 A 不正确；慢性肾小球肾炎主要为肾小球功能受损，故 B 不正确；患者无白细胞尿，故 C 可能性小；患者夜尿增加与血压增高同时出现，E 不正确。

22. [答案] A

[题解] 老年患者，突发少尿，血肌酐增高，应考虑为急性肾衰竭。患者发病前腹泻稀水样便 3 天，故最可能为血容量下降导致的肾前性肾衰竭，故选 A。

23. [答案] A

[题解] 患者血肌酐明显升高，应诊断为慢性肾衰竭，慢性肾衰竭时，严重的高钾血症（血 K^+ > 6.5mmol/L）需及时治疗，以免因高钾导致心搏骤停，故选 A。

24. [答案] D

[题解] 患者贫血是由于慢性肾功能不全导致的肾性贫血，慢性肾功能不全时，由于肾间质合成促红细胞生成素减少导致，其治疗首选重组人促红细胞生成素，答案为：D。

25. [答案] B

[题解] 患者宫外孕大出血，血压降至 60/40mmHg，可导致肾前性肾衰竭（肾前性少尿）。如低血压时间较长，可因肾灌注持续减少，导致急性肾小管坏死。肾前性肾衰竭在快速大量补液后，肾功能可恢复，尿量增加，本例中大量补液后尿量不增加，说明已经发生肾小管坏死，故选 B。

26. [答案] C

[题解] 急性肾小管坏死（ATN）常表现为尿钠增高（> 40mmol/L）、尿渗透压降低（< 350mOsm/kg·H_2O）、血尿素氮/血肌酐比例降低（< 15）、棕色颗粒管型、尿沉渣可见少量红、白细胞，故选 C。

27. [答案] D

[题解] 患者为 CRF 晚期，由于 GFR 极度下降，肾脏排磷减少，血磷升高，为了维持钙磷乘积不变，血钙浓度下降，刺激甲状旁腺分泌 PTH，PTH 持续升高导致溶骨活动增强，骨磷释放增多；由于肾实质破坏，1,25-$(OH)_2D_3$ 生成不足，肠道钙吸收减少；同时 CRF 患者存在 AG 增高型代谢性酸中毒，酸中毒可以干扰 1,25-$(OH)_2D_3$ 的合成，干扰肠道吸收钙。

28. [答案] C

[题解] CRF 患者常伴有出血倾向，其原因与血小板第 3 因子释放受抑制，凝血酶原激活物生成减少，血小板黏附和聚集能力下降，因而出血时间延长。促红细胞生成素减少主要引起肾性贫血。故选 C。

29. [答案] A

[题解] 患者的临床表现中贫血是由于促红细胞生产素减少导致，为内分泌功能障碍引起；皮肤瘙痒、心包摩擦音、高钾血症、代谢性酸中毒均与肾脏排泄功能下降有关。故选 A。

30. [答案] D

[题解] 该患者 B 超显示双肾积水，因此导致其肌酐升高最可能的原因是输尿管梗阻。输尿管梗阻增加囊内压，减少了肾小球滤过。肾小球滤过率

（肾功能衰竭）的减少导致血肌酐增加。患者血压正常排除了交感兴奋、肾动脉的缩窄和低血容量引起的肾功能衰竭。高蛋白血症，虽然可能是肾衰竭的原因，但不会使双侧肾积水。故选 D。

【B 型题】

31.［答案］A

［题解］休克早期肾脏并未发生器质性病变，肾小管功能尚正常。

32.［答案］B

［题解］休克晚期发生持续肾缺血而引起肾小管坏死。

33.［答案］C

［题解］前列腺肥大可引起尿路梗阻，逆行引起管内压（囊内压）升高，使肾小球有效滤过压下降导致 GFR 降低，故可引起肾后性急性肾功能衰竭。

34.［答案］D

［题解］慢性肾盂肾炎是慢性肾实质疾患，可造成肾单位进行性丧失，故可引起慢性肾功能衰竭。

35.［答案］B

［题解］庆大霉素中毒能引起肾小管变性坏死，故可引起肾性急性肾功能衰竭。

36.［答案］B

［题解］挤压综合征引起横纹肌溶解症，从肌肉中释放的肌红蛋白，经肾小球滤过形成肾小管色素管型，堵塞并损害肾小管，故可导致肾性急性肾功能衰竭。

（二）多项选择题

1.［答案］ABDE

［题解］肾性贫血与促红细胞生成素减少（A）、体内蓄积的毒性物质对骨髓造血功能的抑制（B）、毒性物质抑制血小板导致的出血（E）、毒性物质引起红细胞破坏增加导致溶血（D）、肾毒物抑制肠道对铁等造血原料的吸收利用有关。故选 ABDE。

2.［答案］ACDE

［题解］血管紧张素和内皮素均有缩血管作用，微血栓形成可阻塞血流，血管内皮细胞肿胀可使血管内径缩小，这些都可导致持续性肾缺血。前列腺素可扩张血管，其增加显然不会引起肾缺血。

3.［答案］AC

［题解］CRF 早期，由于 GFR 降低，肾排磷减少，血磷升高，同时出现低钙血症，其原因：①血浆钙磷乘积为一常数；②肾功能减退，1,25-$(OH)_2D_3$

生成不足，肠吸收钙减少；③血磷升高刺激甲状腺细胞分泌降钙素，抑制肠道吸收钙；④体内毒性物质影响肠道黏膜对钙的吸收。

4.［答案］ACD

［题解］抗利尿激素减少会使尿量增加，使血管内血容量减少；儿茶酚胺可缩血管，其减少会使外周阻力下降。故 BC 可排除在正确答案之外。余 3 项均与慢性肾衰时产生高血压有关。

5.［答案］ABCD

［题解］尿毒症患者易出现皮肤瘙痒、干燥、脱屑和颜色改变等。①瘙痒可能与毒性物质刺激皮肤感觉神经末梢及继发性甲状腺功能亢进所致皮肤钙沉积有关。②尿素随汗液排出，在汗腺开口处形成的细小白色结晶，成为尿素霜。

6.［答案］ABCDE

［题解］尿毒症时心血管系统的主要表现是：心力衰竭、心律失常和尿毒症性心包炎；尿毒症性心包炎多为纤维素性心包炎。心血管功能的障碍与肾性高血压、酸中毒、高钾血症、钠水潴留、贫血及毒性物质导致的心肌损害、心肌肥大等有关。故选 ABCDE。

7.［答案］ACD

［题解］①由于肾单位大量被破坏，肾血流集中在健康肾单位，使其 GFR 增高，原尿生成增多，流经肾小管时流速增快，肾小管来不及重吸收。②渗透性利尿，健康肾单位滤出原尿中溶质（如尿素）含量代偿性增高，产生渗透性利尿。③尿浓缩功能障碍，肾小管髓袢血管少，易受损，由于氯离子主动重吸收减少，使髓质高渗环境形成障碍。

8.［答案］BC

［题解］①多尿是指成人 24 小时尿量超过 2000ml，称为多尿，机制见"7 题"。②夜尿，指正常成人每日尿量约为 1500ml，夜间尿量只占三分之一。夜尿是指患者夜间排尿增多，甚至超过白天尿量。

9.［答案］CD

［题解］①CRF 早期，肾浓缩功能障碍，稀释功能正常，排低比重尿或低渗尿；②晚期，肾浓缩与稀释功能均发生障碍，尿渗透压接近于血浆，尿比重较固定，成为等渗尿。

10.［答案］BD

［题解］见于各型休克早期，由于失血、剧烈呕吐、腹泻导致脱水，使其有效循环血量减少，以及肾血管强烈收缩，肾血液流量和 GFR 显著降低，出现少尿和氮质血症等。

11.［答案］ABCDE

［题解］肾性骨营养不良是 CRF，尤其是尿毒症的严重并发症，亦称肾性骨病，包括儿童的佝偻病和成人的骨质软化，纤维性骨炎、骨质疏松、骨囊性纤维化，其发病机制与 CRF 时出现的高磷血症，低钙血症，PTH 分泌增多，$1,25\text{-}(OH)_2D_3$ 形成减少、胶原蛋白代谢障碍及酸中毒等有关。

（三）判断题

1.［答案］√

［题解］氨基糖苷类抗生素可直接损伤肾小管导致急性肾小管坏死引起肾性急性肾功能衰竭。

2.［答案］√

［题解］氮质血症是指血中尿素、肌酐、尿酸等非蛋白质含氮化合物含量升高。

3.［答案］×

［题解］肾性骨营养不良的发生机制与慢性肾衰时出现的低钙血症、高磷血症、PTH 分泌增多、$1,25\text{-}(OH)_2D_3$ 生成减少等有关。

4.［答案］×

［题解］肾脏内分泌功能包括产生肾素、促红细胞生成素、$1,25\text{-}(OH)_2D_3$ 和前列腺素，灭活甲状旁腺激素和胃泌素。

5.［答案］√

［题解］原尿返漏是指在持续肾缺血和肾毒物作用下，肾小管上皮细胞变性、坏死、脱离，原尿通过受损的肾小管壁处返漏入周围肾间质，引起肾间质水肿。

6.［答案］×

［题解］失血性休克早期少尿为功能性肾功能衰竭所致。

7.［答案］√

［题解］肾单位大量破坏，肾脏产生激肽、PGE2、PGA2 及 Ang1～7 等降压物质减少，也是引起肾性高血压的原因之一。

8.［答案］√

［题解］急性肾功能衰竭少尿期应严格控制液体输入量，防止水中毒发生。

9.［答案］√

［题解］血容量减少时，可兴奋交感神经，早期即可导致肾血管收缩，肾灌注压下降，尿量减少。

（四）问答题

1.［答题要点］尿量增加到 400ml/d 以上时，表示已进入多尿期，说明肾小管上皮细胞已有再生，病情趋向好转。多尿机制为：

（1）肾血流量和肾小球滤过功能恢复正常。

（2）新生肾小管上皮细胞功能尚不成熟，钠、水重吸收功能低下。

（3）肾间质水肿消退，肾小管内管型被冲走，阻塞解除。

（4）渗透性利尿。

2.［答题要点］

（1）尿变化：①少尿或无尿；②低比重尿；③尿钠浓度高，肾小管对钠的重吸收障碍；④血尿、蛋白尿、管型尿。

（2）水中毒。因少尿，内生水增多，摄入水过多等，体内水潴留，导致稀释性低钠血症和细胞水肿。

（3）高钾血症，少尿期致死常见原因，其原因：①钾排出减少；②组织损伤和分解代谢增强，钾释放致细胞外液；③酸中毒；④低钠血症，使远端小管钾钠交换减少；⑤输入或食入含钾量高的食物或药物等。

（4）代谢性酸中毒：①固定酸排出减少；②肾小管滤氢离子泌氨减少，重吸收碳酸氢钠减少；③分解代谢增强，固定酸产生增多。

（5）氮质血症，血中尿素、肌酐、尿酸等非蛋白氮含量升高，严重时可出现尿毒症。

3.［答题要点］

（1）该患者有肾功能衰竭：根据其有长期慢性肾炎病史，近年又出现多尿和夜尿等慢性肾衰的临床表现，尤其患者的内生肌酐消除率仅为正常值的 24%，可见已发生肾功能衰竭。

（2）该患者发生混合型酸碱平衡紊乱：表面上看，该患似乎没有酸碱平衡紊乱，因为其 pH 在正常范围。但根据其有慢性肾炎病史，已发生肾功能衰竭，可导致体内有机酸的排泄减少而发生代谢性酸中毒。该患 AG=$[Na^+]-([HCO_3^-]+[Cl^-])$=142-(26.3+96.5)=17.2mmol/L（> 14mmol/L），提示发生了 AG 增大型代谢性酸中毒。该患者又有呕吐病史，加之有 $PaCO_2$ 的继发性升高，可考虑有代谢性碱中毒。由于这两种酸碱平衡紊乱其 pH 变化的趋势相反，互相抵消，故 pH 处在正常范围，但确是发生了混合型酸碱平衡紊乱。

（3）该患者发生钾代谢紊乱（缺钾）：初看该患似乎没有钾代谢紊乱，因为血清钾 3.6mmol/L，在正常值范围内。但是，患者进食困难导致钾的摄入减少，频繁呕吐又导致钾的丢失过多，碱中毒又可加重低钾血症的发生。之所以，血钾浓度降低不明显，是由于同时发生的酸中毒造成的假象。

（李 飞）